全国知名孕产专家权威奉献

优生优育

生男生女300问

优生优育尽在掌握中
不再听天由命

王艳琴 主编

中医古籍出版社

前言

生男还是生女？ 这不是一个问题。其实，生男生女是一样的！

本书不讨论、也不回答在当今时代生男孩好还是生女孩好的问题，因为我们认为，这对扭转大家的意图基本上没有作用。

本书要讨论和回答的是，从优生的角度出发，生男孩好还是生女孩好，并在孕前如何通过科学自然的方法对优生优育进行有效的尝试。

首先，优生是我国人口政策的一项基本内容，应该大力宣传。优生工作中，避免遗传疾病是一项主要内容。在遗传疾病中，有很多疾病存在性别规律，即所谓的伴性遗传。伴性遗传疾病往往男性易发生，女性为隐性带病者。所以，对于有伴性遗传疾病家族史的，要关注生育性别的选择问题。

其次，人们在生儿育女方面，往往会有一些倾向性，孕前进行一些尝试是很自然的。但是，不少人“生男孩”的意愿却过于偏执，甚至不惜代价，多年来的计划生育工作实践早已证实了这一点。在广大农村，为了生个儿子而产生的家庭和社会问题，以及人为堕胎给女性造成的痛苦和伤害，都是有目共睹的。而且，这类情况极大地影响了人口质量，降低了整体优生水平。

面对这样的问题该怎么办呢？显然，介绍一些相关知识，是可以缓解上述问题的，不仅可以减少女性的疾苦，也有利于优

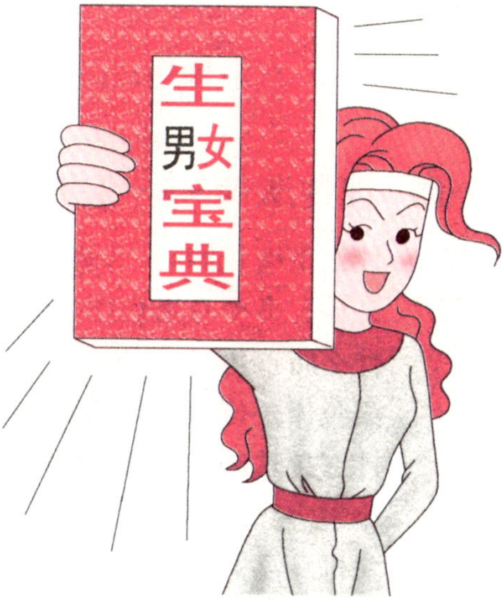

生和计划生育工作的开展。至于出生人口性别比例问题，解决的关键在于女性社会价值的提升和社会观念的变革，工作的重点在于防止怀孕后非医学指征进行人为堕胎。

另外，民间关于生男生女的愚昧说法非常多，网上兜售虚假产品的也越来越多。这种现状，必然会在经济上和精神上给人们造成不同程度的损害。通过介绍相关知识，有助于大家扫除愚昧，减少上当，有利于社会的清正与和谐。

可以说，通过介绍孕前优生及其性别选择知识，既可用科学纠正愚昧，也符合广大民众的根本利益。因此，本书的出版，通过传播优生知识，体现了三个代表的重要思想，符合八荣八耻的基本要求。

崇尚科学、杜绝愚昧、尊重大众利益是本书的宗旨和责任。如果大家发现本书中存在不妥和谬误之处，请批评指正，以便及时改正，让后来的读者受益。谢谢大家！

编 者

目录

第一章 伴性遗传——生男生女的优生依据

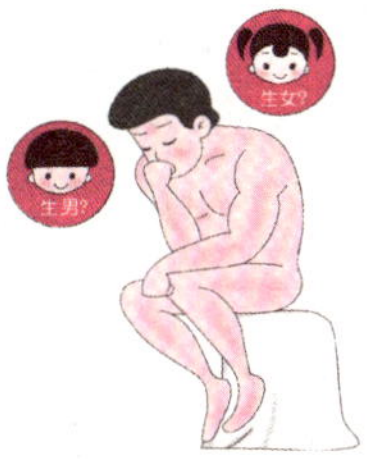
生女?
生男?

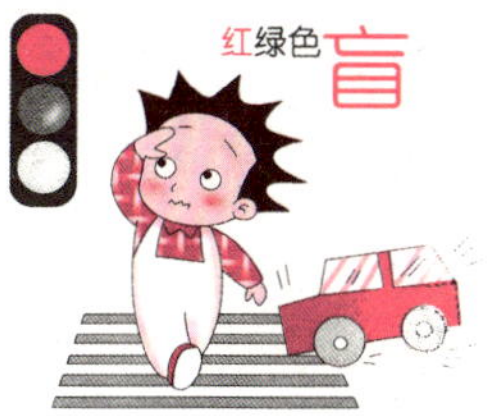
红绿色盲

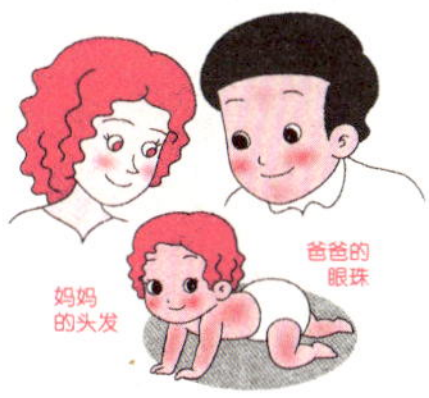
爸爸的眼珠
妈妈的头发

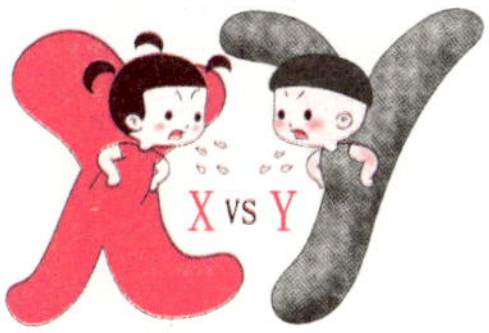
X vs Y

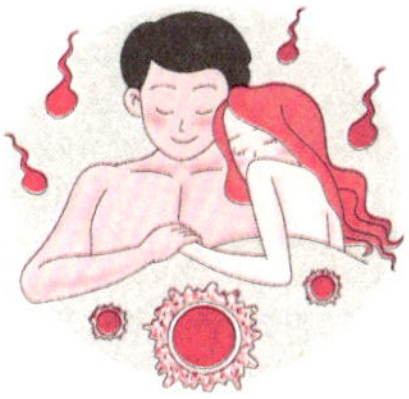

二、生男生女的饮食控制

三、性生活过程影响生男生女

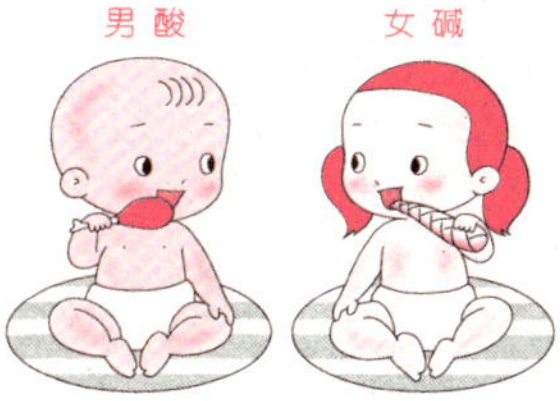
男酸
女碱

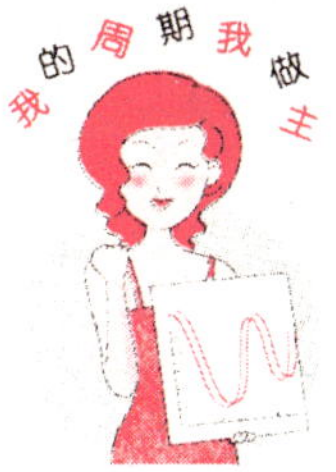
我的周期我做主

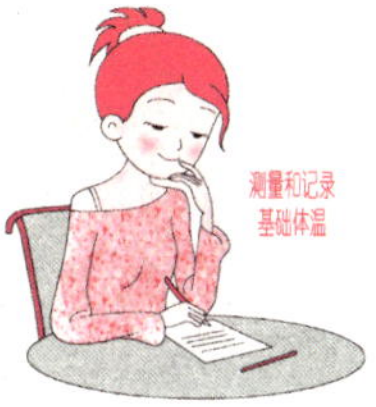
测量和记录
基础体温

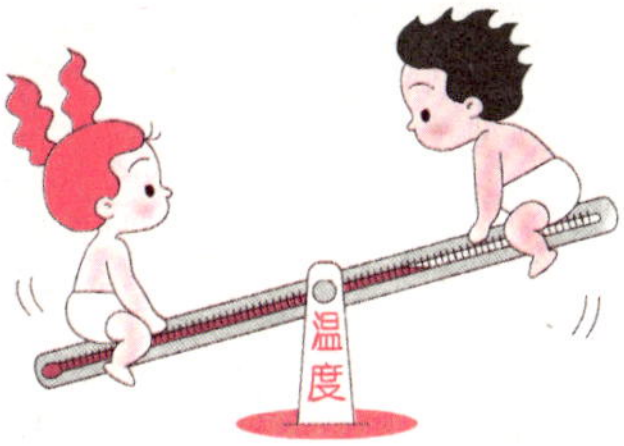

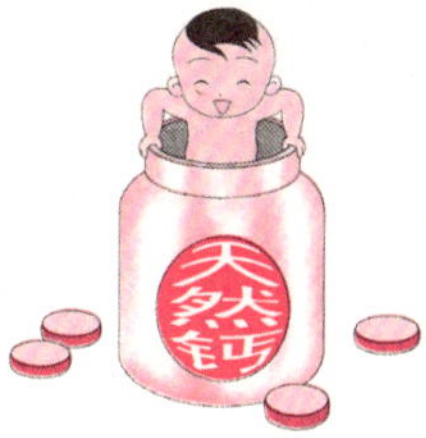

八、人工授精与试管婴儿

第五章　孕期保健——终于成功, 保护果实

一、孕期保健

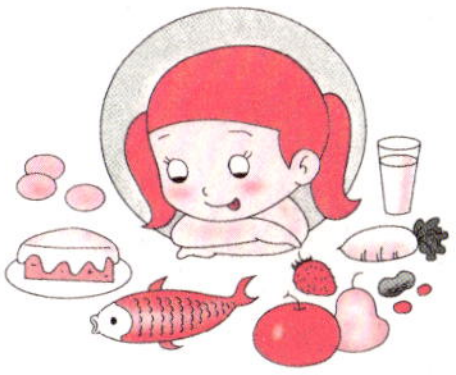

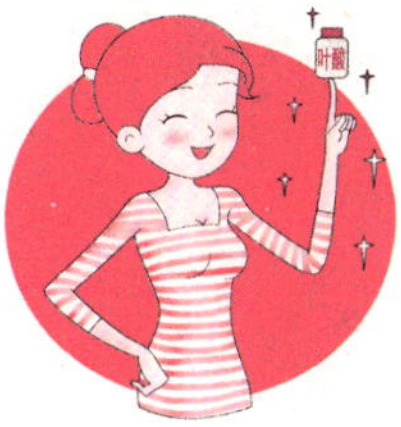
叶酸

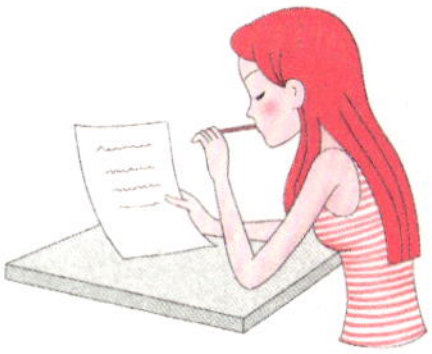

六、安全分娩

第一章
伴性遗传——生男生女的优生依据

1 什么是染色体？其结构是怎样的？

染色体是遗传信息的载体。19世纪末，科学家才在人体细胞的细胞核内发现了一种形态、数目、大小恒定的物质。这种物质甚至用最精密的显微镜也观察不到，只有在细胞分裂时，通过某种特定的染色法，才能使它显形，因此取名为“染色体”。

染色体结构非常复杂，由双螺旋DNA(脱氧核糖核酸)分子盘绕而成，见染色体结构图。

2 人体有多少对染色体？其组型分类是怎样的？

人们发现，不同种生物的染色体数目和形态各不相同，而在同一种生物中，染色体的数目及形状则是不变的，于是有了子女像父母的遗传现象。

人体共有23对染色体！总数为46条，其中有44条是男女都一样的，被人们称为常染色体，剩余的一对（2条）为性染色体。女性的一对性染色体是2条X染色体，即XX核型；男性的一对则是1条X染色体和1条Y染色体，即XY核型。男性的性染色体为“XY”，女性的性染色体为“XX”。

DNA以一长串复杂的线圈形式堆积成染色体。DNA各线圈缠绕在若干组蛋白束上形成“串珠”结构。这些线圈构成一个染色质链。染色质折叠成许多环，再卷曲形成一个染色体。

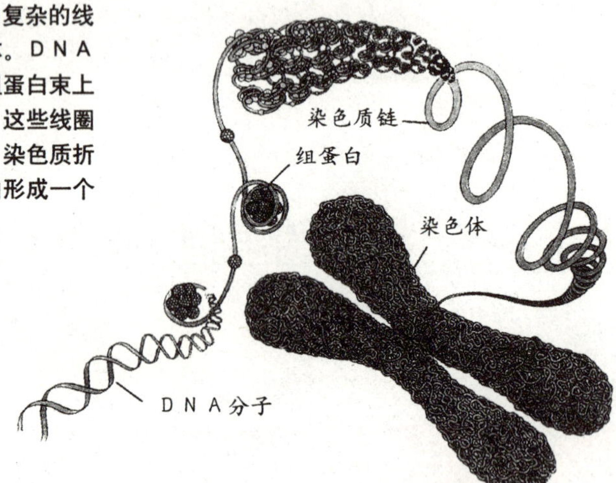

染色体结构图

根据染色体长度和着丝点位置等不同，将染色体进行如下组型分类，见人体染色体组型的分类图表。

3 什么叫遗传？

生物子代与父代之间或多或少保存着相似的特征，这种现象就是遗传。遗传的实质是父母把自己的遗传基因特征传给子女。

遗传基因有时会显现，有时不会显现。例如，父亲是色盲，女儿视觉正常，但她从父亲那里得到色盲基因，并有一半机会将此基因传给她的孩子，使其显现色盲性状。故从性状来看，父亲有色盲性状，而女儿没有，但从基因的连续性来看，代代相传，因而认为色盲是遗传的。

4 染色体是传递遗传信息的使者吗？

人体染色体的数量，不管在身体哪个部位的细胞里都是成双成对存在的，即23对46条染色体，可是唯独在生殖细胞——卵

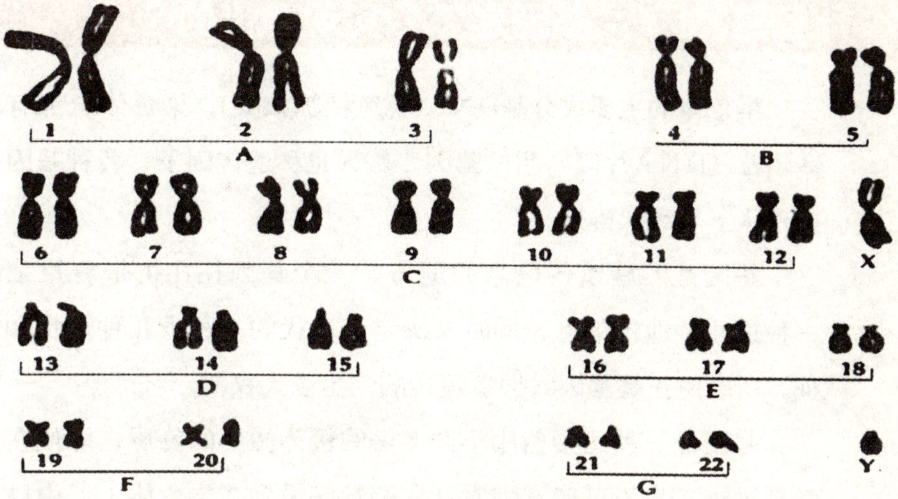

人体染色体组型的分类

类别	染色体编号	染色体长度	着丝点位置	随体
A	1～3	最长	中间，近中	无
B	4～5	长	近中	无
C	6～12，X	较长	近中	无
D	13～15	中	近端	有
E	16～18	较短	中间，近中	无
F	19～20	短	中间	无
G	21～22，Y	最短	近端	有

细胞和精子里，却只剩下23条，而当精子和卵细胞结合成新的生命——受精卵时，则又恢复为46条。

可见在这46条染色体中肯定有23条是来自父亲，另外23条则来自母亲。也就是说，一半来自父亲，一半来自母亲，既携带有父亲的遗传信息，又携带有母亲的遗传信息。所有这些，共同控制着胎儿的特征，等到胎儿长大成人，生成精子或卵细胞时，染色体仍然要对半减少。如此循环往复，来自双亲的各种特征才得以一代又一代地传递，使人类代代复制着与自己相似的后代。

5 什么是基因？基因是怎么实现遗传的？

染色体的主要成分是DNA(脱氧核糖核酸)，染色体上都有许多颗粒（DNA片段）叫做基因。基因也称遗传因子，各种基因在染色体上呈线状排列。

基因是贮藏遗传信息的地方，一个基因往往携带着祖辈的一种或几种遗传信息，同时又决定着后代的一种或几种性状和特征。所以说正是基因掌握着遗传的“生杀大权”。

基因是一种比染色体小许多倍的极为微小的物质，即使在光学显微镜下也不可能看到它。它们顺序排列在染色体上，由染色体将它们带入人体细胞。每条染色体都是由上千个基因组成的。

我们知道，人最初都是由一个受精卵经过不断的分裂增殖发育而成的。而受精卵的发育要受基因的控制。在这个受精卵里蕴含着父母的无数个遗传基因。详尽地描述了后代的容貌、生理、性格、体质。甚至于某种遗传病，子女就是按照这种特征发育成长的。于是就出现了孩子某个地方像父亲，某个地方像母亲的情况。

由于基因内部的排列顺序和组合方式的差异，决定了世界上生物的多样性，也决定了任何同类生物没有完全相同的个体，即使是孪生兄弟姐妹之间，也都存在着一定的差异。

值得注意的是，基因在人体一般细胞中都是成双成对、双双并存的，只有当它形成配子时(如精子和卵细胞)，才彼此分离。基因有显性和隐性之分，在一对基因中只要有一个是显性基因，其后代的相应特征就能表现出来，这种现象叫表现型。而隐性基因则只有当成对基因中的两个基因同时存在时，其特征才能表现出来。以人的相貌特征为例，在胚胎形成时，胎儿要分别接受父亲和母亲的同等基因。

假如孩子从父亲的基因里继承了黑眼睛，而从母亲的基因里继承了棕色眼睛，但是他最终却长了一双黑眼睛。这是因为，在这里黑色是显性，棕色是隐性，黑色基因压倒了棕色的基因，因此表现型为黑色。然而，在这个孩子的染色体中仍存在棕色眼睛的隐性基因，在他长大成人后，如果他的妻子和他一样，体内也存在棕色眼睛的隐性基因，那么他们的孩子就会有一双棕色眼睛。这就是显性基因和隐性基因的区别。

6 小宝宝会遗传些什么？

(1)概率不高的遗传

●**白头发：** 属于概率较低的隐性遗传，因此不必过分担心父母的少白头会在孩子的头顶上如法炮制。

(2)有半数以上概率的遗传

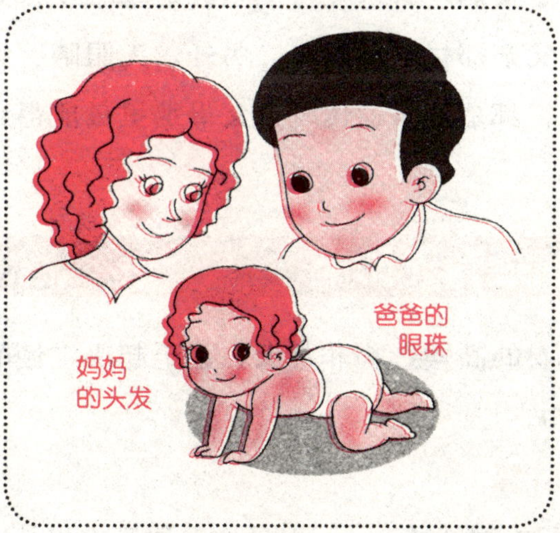

●**肥胖：** 会使子女们有53%的机会成为大胖子，如果父母只有一方肥胖，孩子肥胖的概率便下降到40%。这说明，胖与不胖，大约有一半可以由人为因素决定，因此，父母完全可以通过合理饮食、充分运动使自己体态匀称。

●**秃头：** 造物主似乎偏袒女性，让秃头只传给男子。比如，父亲是秃头，遗传给儿子概率则有50%，就连母亲的父亲，也会将自己秃头的25%的概率留给外孙们。这种传男不传女的性别遗传倾向，让男士们无可奈何。

●**青春痘**：这个让少男少女耿耿于怀的容颜症，居然也与遗传有关。因为父母双方若患过青春痘，子女们的患病率将比无家庭史者高出20倍。

(3)绝对遗传

●**肤色**：让人别无选择。它总是遵循父母“中和”色的自然法则。比如，父母皮肤较黑，绝不会有白嫩肌肤的子女；若一方白、一方黑，那么，在胚胎时“平均”后大部分会给子女一个不白不黑的“中性”肤色，但也有更偏向一方的情况发生。

●**下颚**：是不容“商量”的显性遗传，“像”得让你无可奈何。比如即使父母任何一方有突出的大下巴，子女们常毫无例外地长着酷似的下巴，“像”得有些离奇。

●**双眼皮**：也属“绝对”性遗传。有趣的是，父亲的双眼皮，大多数会留给子女们，有些儿童出生时是单眼皮，到长大后又“补”上像他父亲那样的双眼皮。另外，大眼睛、大耳垂、高鼻梁、长睫毛，都是五官遗传时从父母那里最能得到的特征性遗传。

7 父母身高对孩子高矮有无影响？

父母的身高对子女的高矮影响非常大，甚至起决定性的作用，这是由遗传决定的。

(1)将来小孩身高的初步计算

一般来说，父母双方都是矮个子，其子女一般来说也是矮个子；如果父母一方高，一方矮，其子女往往是高个子。的确，高与高结合生高，矮与矮结合生矮，是身高遗传的法则。根据这个法则，依照父母的身高，利用数学模式可以推论子女的身高。

男孩的身高=(父高+母高)×1.08/2

女孩的身高=(父高×0.923+母高)/2

当然这仅是个数学公式。大多数人用这个公式推论身高是有参考价值的，而少数人不一定是这样。

(2)身高遗传的有趣现象

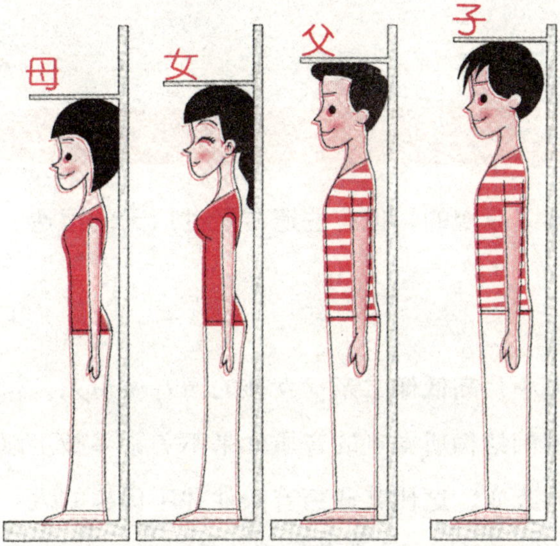

医学专家在研究父母身高与子女身高的关系中，发现了这样一个有趣的现象。身材特别高的父母，其子女虽然比一般人的后代高一些，但不是特别高。而那些特别高的孩子，往往是身材中等稍偏高的父母生的。同样身材矮的父母，他们生下的孩子一般要矮一些，但不是最矮。而身材最矮的孩子，往往是中等偏矮的父母生的。医学专家把这种现象称为“身高数值从一个极端向另一个极端回归”，意思是父母均为高身材，其子女不一定特别高，而是向矮的方向回归；父母均是矮个子，其子女不一定很矮，而是向高的方向回归。

这个发现给我们这样的提示，高高相配，子女不会无限高；矮矮结合，子女不会无限矮。这个提示是有道理的，否则一个民族的后代很可能向最高或最矮的方向发展。当然，并不否认正常身高人的后代所构成的庞大的正常身高人口的数字，他们在一定程度上也限制了人类的后代向两个极端身高发展的可能。

小提示

遗传与孩子的智力

智力的实际表现受后天的教育、训练以及营养等的影响很大，主观努力和社会环境也起到相当大的作用。没有这一条，再好的遗传基础也不行。

家庭也是智力发展最基本的环境因素，家庭提供了定向教育培养的优势条件，遗传提供了智力的基本素质，因此，要想使后代智力超群，就必须在优生和优育上一起下工夫，使孩子的智能潜力得到最充分的发挥。

8 哪些遗传可经后天改变？

虽然有些遗传是难以改变的，但有些遗传经过后天的塑造，是能够得到改善的。

(1)声音

通常男孩的声音大小、高低像父亲，女孩的声音像母亲。但是，这种受父母生理解剖结构所影响的音质如果不美，多数可以通过后天的发音训练而改变。这使某些声音条件并不优越的人，可以通过科学、刻苦的练习而圆一个甜美嗓音的梦。

(2)萝卜腿

酷似父母的那双脂肪堆积的腿，完全可以通过健美运动而塑造为修长健壮的腿。倒是双腿若因遗传而显得过长或太短时，就无法再塑，只有听任自然了。

9 为何要作遗传咨询？哪些人须要遗传咨询？

人们常说，孩子像爸或像妈，或者像爷爷、奶奶，也有的外孙像外公、外婆，这就是物种繁衍，是将亲代的形态结构、生理功能和外貌特征传给后代的现象。遗传性疾病是生殖细胞或受精卵的遗传物质发生畸变或突变所引起的疾病，遗传性疾病也可以代代相传，如不加以控制，将势必把缺陷和疾病进行扩散，影响下一代身体素质的提高。为了能生一个健康、聪明、活泼的孩子，要通过各种途径来减少或杜绝遗传病儿的出生。

青年夫妇在准备要孩子时进行遗传咨询，是控制遗传性疾病发生的重要一步。

遗传咨询是优生工作的重要组成部分，它是由从事医学遗传学的医生根据医学遗传学的原理，对患有遗传病的病人及家属提出的有关疾病问题进行解答的过程。咨询的目的是为了在是否应该生育这个问题上作出合理的决定。哪些人须要作遗传咨询呢？列举如下：

● 近亲婚配的夫妻必须进行遗传咨询。

● 家族成员中或本人有遗传病或先天智力低下者。

● 反复出现自然流产及闭经不孕的妇女，要检查原因，是否有遗传因素在起作用。

● 有先天缺陷儿或遗传病儿生育史及确诊为染色体畸变患病史者。

● 染色体平衡易位携带者。

● 曾发生过不明原因死胎、死产的妇女。

● 高龄妇女(大于35岁)。

● 性器官发育异常，须确定性别，决定能否结婚及生育。

● 妊娠早期(10周内)有高热、服药、接受过X线、患风疹史，对胎儿不利者。

● 发现孕妇羊水多、胎儿宫内发育迟缓者。

10 遗传咨询主要包括哪些内容？

通过遗传咨询，可减轻患者及其亲属的心理压力，帮助他们正确对待遗传病、了解发病概率，采取正确的预防、治疗措施，有助于优生。

遗传咨询的主要内容有：

- 遗传病患者的治疗；
- 所生的小孩有先天异常时是否为遗传病，如为遗传病，再生下一个孩子发生同样异常的可能性；
- 本人患遗传病时是否能生育，如果能生育，孩子发病的概率高不高；
- 以往生过患儿,现又怀孕,能否及早测出胎儿是否异常等。

11 哪些遗传病患者不宜生育？为什么？

有些遗传病患者由于所患的遗传病比较严重，子女有较多的机会发病，而又没有很好的治疗方法，因此最好在婚前作绝育手术，或采取严格的避孕措施，以免婚后生育有病的后代。患以下遗传病的患者不宜生育。

(1)各种严重的显性遗传病

如强直性肌营养不良(有全身肌肉萎缩，以面、颈、肩、上肢比较明显，同时伴有白内障与毛发脱落)；遗传性痉挛性共济失调(有步态不稳、言语障碍、视神经萎缩、眼球震颤等表现)；软骨发育不全(侏儒、四肢短小、面部畸形)等。夫妻中若有一方患病，子女大约有半数会发病，所以不能生育。

(2)严重的隐性遗传病

如苯丙酮尿症、小头畸形等。夫妻中如果一方患病，则子女

小提示

不可同病相恋

人体各器官各组织的健康程度和对各种疾病的易感性也与遗传有关。如有人易患呼吸道疾病；又有人易患胃肠道疾病；还有人易患肝胆疾病等等。

现已明确双方患有同一种疾病，或相同的组织、器官比较容易染病，则他们婚后所生子女中可能会出现相应组织、器官更不健康的个体。此外，在查明双方的家族都有肿瘤史以及相同的其他重要病史时，婚配也不相宜。

一般并不患病，但如果双方都患同种疾病，子女就有很高的发病机会，甚至都发病。

(3)较严重的多因子遗传病

如糖尿病等，其子女也有一定的发病机会，所以也不宜生育。

12　哪些夫妇有出现遗传病后代的风险？

据遗传学家统计，下列父母有出生严重遗传病后代的风险。

(1)35岁以上的高龄初产妇

资料表明，染色体偶然错误的概率在接近生殖年龄后期时明显增高。因为自女性一出生，卵巢里就储存了她一生所有的卵细胞，当其年龄越大时，卵细胞就相对老化，发生染色体错误的机会也随之增加，因此，生育染色体异常患儿的可能性也就相应增加。

(2)双亲之一为平衡易位染色体携带者

如果通过染色体检查，查出夫妇一方是平衡易位染色体携带者时，可以考虑不生育或在妊娠后进行产前遗传学诊断，以防止患病儿的出生。

(3)有习惯性流产史的夫妇

据统计资料表明，有习惯性流产史的孕妇体内染色体异常的概率比一般人高出几倍。如果妇女有连续自然流产史，其丈夫往往也有相似的遗传性缺陷。这样胎儿就从亲代那里继承了缺陷基因，而患遗传病的可能性是正常胎儿的2倍。据此，医学家们认为，母体内的生物化学敏感性也许可以辨别出胎儿的遗传缺陷，这样胎儿就从亲代那里继承了这种缺陷基因，因而这种神奇的自然法则力量，可以自然流掉不合格的胎儿。所以，有习惯性流产史的夫妇，再次妊娠前双方应先作详细的体格检查及遗传咨询。

(4)母亲为严重的性连锁疾病(如血友病)患者

儿子全部为该病的患者，女儿则成为该致病基因的携带者。

(5)经常接触放射线或化学药剂的工作人员

放射线和化学药剂对优生影响较大，从事这一行业的夫妇应向专家咨询。

13 什么是伴性遗传病？常见病种有哪些？

由位于性染色体上的致病基因引起的疾病称为伴性遗传病。此病分为X伴性遗传病和Y伴性遗传病两大类。

(1)X伴性显性遗传病

本病是由位于X染色体上的显性致病基因引起的，其特点是：

●不管男女，只要存在致病基因就会发病，但因女子有两条X染色体，故女子的发病率约为男子的2倍，女性两条X染色体其中一条存在致病基因便可发病，男性存在该基因即可发病。男子发病时，表现往往重于女子。

●病人的双亲中必有一人患同样的病(基因突变除外)。

●可以连续几代遗传，但患者的正常女儿不会有致病基因再传给后代。

●男病人将此病传给女儿，不传给儿子。女病人有一条X染色体携带致病基因时(杂合体)将此病传给半数的儿子和女儿。

常见的X伴性显性遗传病有：

●**遗传性肾炎。**

●**假肥大型肌营养不良症。**

●其他：深褐色齿、牙珐琅质发育不良，钟摆型眼球震颤，口、面、指综合征，脂肪瘤，脊髓空洞症，棘状毛囊角质化，抗维生素D佝偻病等。

(2)X伴性隐性遗传病

这类遗传性疾病是由位于X染色体上的隐性致病基因引起的，女子的两条X染色体上都有致病基因才会发病。但男子因为只有一条X染色体，只要X染色体上存在有致病基因会发病。

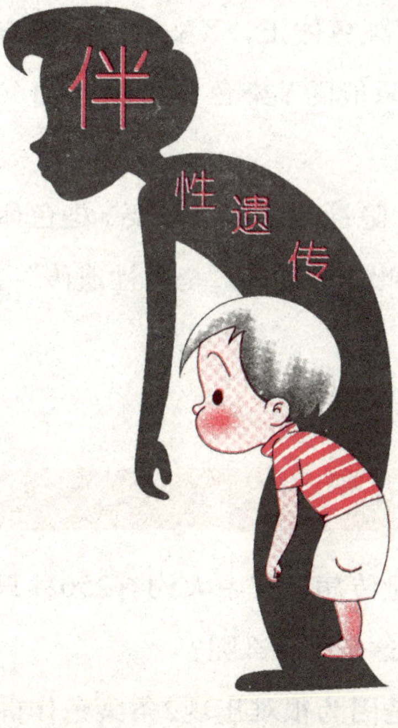

这类遗传性疾病特点是：

●患病的男子远远多于女子，甚至在有些病中，很难发现女性患者，这是因为两条带有隐性致病基因的染色体碰在一起的机会很少所致。

●患病的男子与正常的女子结婚，一般不会再生有此病的子女，但女儿都是致病基因的携带者；患病的男子若与一个致病基因携带者女子结婚，可生出半数患有此病的儿子和女儿；患病的女子与正常的男子结婚，所生儿子全有病，女儿为致病基因携带者。

●患病的男子双亲都无病时，其致病基因肯定是从携带者的母亲遗传而来的，若女子患此病时，其父亲肯定是有病的，而其母亲可有病也可无病。

●患病女子在近亲结婚的后代中比非近亲结婚的后代中要多。

常见的X伴性隐性遗传病有：

●血友病。

●葡萄糖6－磷酸脱氢酶(G6PD)缺乏症。

●无汗性外胚叶发育不良症。

●其他：色盲、家族性遗传性视神经萎缩、眼白化病、无眼畸形、先天性夜盲症、血管瘤病、致死性肉芽肿、睾丸女性化综合征、先天性丙种球蛋白缺乏症、水脑等。据统计现在已发现这类遗传性疾病达200多种。

(3)Y伴性遗传病

这类遗传病的致病基因位于Y染色体上，X染色体上没有与之相对应的基因，所以这些基因只能随Y染色体传递，由父传子，子传孙，如此世代相传。

这类遗传病的特点是没有显、隐性的区别，只要Y染色体上有致病基因的男子，就会发病。因此，被称为“全男性遗传”。

常见的Y伴性遗传病有：

●蹼趾男人。

14 为什么有些遗传病只传男孩？

目前，人们已发现3000多种遗传病，其中大约有250种只在男性发病，女性没有或很少患病，这是为什么呢？

一些病女性患者比较少见，是因为很难出现2条染色体同一位置都有致病基因的情况，一条X染色体致病基因往往被另一条X染色体上的正常基因所掩盖，故表现不出症状，只能是致病基因的携带者与传递者。男性只有一条X染色体，若其上有致病基因，没有相应的正常基因可掩盖，就会发病。

如果母亲是致病基因的携带者，父亲正常，他们所生的男孩有二分之一可能是患者，女孩有二分之一可能是致病基因携带者。

15 只传男孩的遗传病有哪些？

只遗传给男性的疾病很多，下面介绍几种最常见的：

●血友病：因血液中缺少凝血因子，导致受伤后出血不止而死亡的疾病。

●假肥大型进行性肌营养不良症：多在4岁左右发病，一般不超过7岁。大腿肌肉萎缩，小腿变粗而无力，走路姿态似鸭子，几年后逐渐瘫痪。多数病人在20岁左右死亡。

●蚕豆病：因进食蚕豆而引起的一种急性溶血性贫血。蚕豆病可以发生于任何年龄段，但9岁以下的儿童较为多见。一般食蚕豆后1～2天发病，轻者只要不再吃蚕豆，1周内即可自愈；重者会出现严重贫血，皮肤变黄，肝脾肿大，尿呈酱油色；更严重者甚至会死亡。

●红绿色盲：这种病不会危及生命。男性发病率是女性的14倍。

●脆性X染色体患者：患者都是低智能男性。

●先天性无丙种球蛋白症、遗传性耳聋、遗传性视神经萎缩等，也都是X-连锁隐性遗传病。

16 什么情况下生女孩比较好？

(1)遗传疾病能不能够避免？

遗传是在染色体的作用下，将同质的东西由父母传给子女。亲子间体形、容貌类似就是遗传的结果。在遗传基因中，有一些是不希望传给后代的东西。例如，血友病、红绿色觉异常(色盲)、夜盲症、肌肉萎缩症等疾病。这些疾病和症状会通过遗传的方式，由父母传给子女。

有这些疾病的家庭，代代都无法逃离这种疾病吗？不是这样的。

即使是父母传给子女，依疾病的不同，有些性别会发病，有些性别就不会；也因性别的不同，有些会具有潜在致病因子，有些又不会。这时就需要进行性别选择，需要掌握生女生男的方法了。

(2)母亲是伴性遗传的带原者

因性别不同，遗传的情形也不同。女性的性染色体为2条X染色体，即使有一边的X染色体是异常遗传因子，只要另一边的X染色体正常就可以将另一边的异常“遮盖”过去，所以，这类女性虽说是带原者，异常的症状却不会出现。

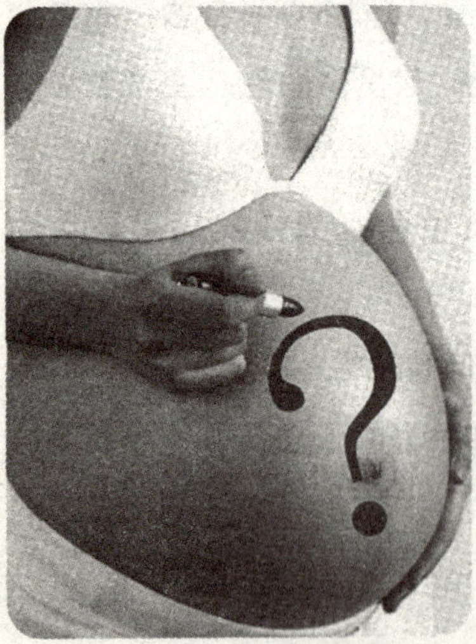

男性的性染色体是X染色体与Y染色体2条合为1套，当X染色体异常时，由于Y染色体不能“遮盖”异常的X染色体，就会出现遗传病的症状。

若母亲具有潜在血友病的遗传因子，而父亲是正常的，生下的孩子如果是男孩，50%会出现血友病的症状。但若是女孩的话，虽然也有50%左右的血友病遗传可能性，但是却不会出现血友病症状。

基于以上的理由，如果母亲是血友病等伴性遗传的带原者，那么生下的是女孩，对孩子而言是幸运的。不只是血友病，像夜盲症或肌肉营养不良症等，同样，还是生下女孩比较好。

17 只生男孩会使色盲遗传中断吗？

“色盲”这个名称相信大家都不陌生，患者大都是红绿色觉异常，也就是无法分辨红色与绿色，这是一种遗传现象。

色盲占全男性的4%～5%。假若全国人口有1亿的话，男性为其一半，约有5000万人，那么色盲患者就有200万人。

这么多男性在分辨红与绿上有困难，对他个人当然会有些不便，但是并没有成为明显的社会问题，理由何在呢?原因之一是色盲患者无法胜任某些职业，对婚姻也较不利，因此，大家都隐瞒真相，不愿说出来。

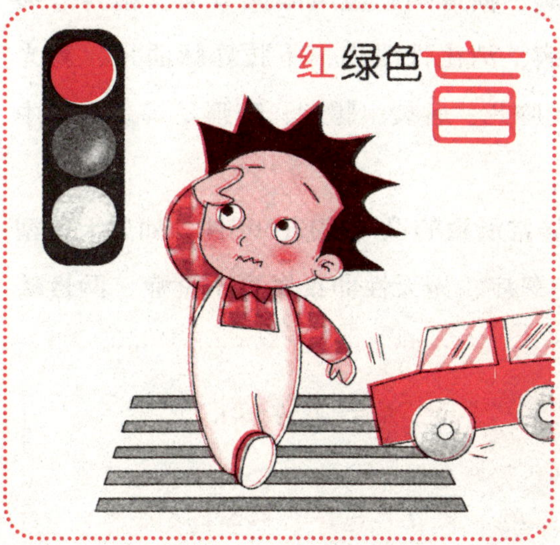

有没有避免色盲的方法呢?事实上这个遗传并不是由父亲直接传给男孩的，如果色觉异常的父亲生下女孩，这个女孩将成为病原携带者。当这个女孩成为母亲时，生下的男孩就会得色盲。也就是说，色盲是男性通过女儿再传给其男孙子。这称为“霍纳法则”。

因此，患有色盲的家族只生男孩不生女孩，这个家庭的色盲遗传就会中断。也就是说，利用生女生男法只生男孩就能办到。

18 常见遗传病有哪些？遗传概率各有多大？

遗传病是指由于遗传物质改变所致的疾病。具有先天性、终生性和家族性，病种多、发病率高。目前已发现的遗传病超过3000种，估计每100个新生儿中有3～10个患有各种程度不同的遗传病。

单基因遗传病：(1种病由1对基因决定)约有3360多种，如家族性多发性结肠息肉症、成骨不全症、牛皮癣、高胆固醇血症、多囊肾、神经纤维瘤、视网膜母细胞瘤、腓肌萎缩症、软骨发育不全、多指、并指、上睑下垂、先天聋哑、全身白化、血友病、着色性干皮病、苯丙酮尿症、鱼鳞症、眼球震颤、视网膜色素变性、抗维生素D佝偻病等。人群中受累人数占10%左右。

多基因遗传病：(每种病由多对基因和环境因素共同作用)病种虽不多，但发病率高，多为常见病和多发病。如原发性高血压、支气管哮喘、冠心病、糖尿病、类风湿关节炎、精神分裂症、癫痫、先天性心脏病、消化性溃疡、下肢静脉曲张、青光眼、肾结石、脊柱裂、无脑儿、唇裂、腭裂、畸形足等。人群中受累人数占20%左右。

染色体病：(染色体异常所致的遗传病)近500种，如先天愚型(伸舌样痴呆)、原发性小睾症、先天性卵巢发育不全症、两性畸

小提示

某些病遗传概率随胎次增加

第一个孩子是“先天愚型”，则生第二个孩子为“先天愚型”患儿的概率为2%～3%。已生过一个常染色体隐性代谢病患儿(如白化病、先天性聋哑、侏儒等)的孕妇，下一胎的风险率可能为25%。

形等。人群中受累人数占1%左右。

以上各类遗传病发病率加起来约为30%，而且还有逐年增加的趋势。因此，不能再笼统地说遗传病只是一种罕见之症。预防遗传病患儿的降生，是提高我国人口素质的重要优生手段。

19 观察手纹可知遗传基因吗？

现代科学已经证实，手纹与优生、手纹与后代的健康有直接关系，看一眼孩子的手纹，便可以了解是否为遗传病基因的携带者。

人类的手纹具有明显的遗传特征。在生物界，具有指纹和掌纹的，唯有人类和猿猴。一般情况下，人的手纹从胚胎3～4个月开始生长，到6～7个月长成，以后终生不变。手纹是遗传基因决定的，不同的遗传基因产生不同的手纹。目前在国外，手纹检查已作为有效的手段被应用于大面积人群患病率的普查和预测。在加拿大，有些医院把多种有遗传性疾病的手纹制成手纹对照表，只要将儿童的手纹录下来，对照表上的数据，就可知道此儿童是否患有先天愚型等疾病。孩子的手纹在一定程度上继承了父母的遗传类型，父母的健康或非健康遗传基因也传给了后代，并在手纹上显示出来。从孩子的手纹可以看出遗传、智力、健康等多方面的人体生命信息。

所以学会一些简单的手纹知识，对优生优育大有益处。下面我们来介绍一些常见的手纹类型。

指纹的基本类型：指纹有三种类型，即弓形纹、箕形纹、斗形纹。

弓形纹：全部由弓形的平行嵴纹组成，从手指端的一侧走向另一侧，中间没有回转，中间隆起弓形。

箕形纹：我国人民俗称为“簸箕”纹。就是嵴纹从手指一侧起始，斜向上弯曲，然后又回落到原侧近处。箕纹又有“正箕”和“反箕”之分，箕口开口朝向手的尺侧的尺侧箕纹，称为“正箕”，也就是箕口对着小指的方向； 开口朝向手的桡侧称为反箕，也就是箕口对着拇指方向。

斗形纹：斗形纹类型很多，简单地说，就是指纹的中心部由多条嵴纹环绕而成圆圈，成为斗形纹。

通贯手：手掌中的近侧掌横褶纹和远侧掌横褶纹连成一条线，俗称为通贯手或断手纹。

悉尼线：近心横曲纹的起端一起延伸到掌边。这种掌纹线常见于澳大利亚的悉尼人，所以称为悉尼线。

单一指褶纹：指褶纹就是指间关节掌面手纹区内的屈褶纹。正常人的大拇指褶纹为1个，其余4指为两个。单一指褶纹是指在某一手指上屈褶纹缺失1个。

20 遗传病基因携带者指纹有何特征？

据国外皮纹专家研究，先天愚型等遗传性疾病基因的携带者，其指纹一般有以下特征：

- 第四、五手指出现反箕。
- 双手手指弓形纹占7个以上。
- 双手手掌通贯型或悉尼型。
- 第五指出现单一指褶纹。

如果手纹呈现单一的非正常指标，仍属于健康人的范畴。若出现多项不正常指标时，必定带有遗传性疾病。

从优生优育的观点考虑，手指纹异常的人应尽可能避免生育，以免把遗传病基因传下去。我们已经提到过，隐性遗传是由染色体上的一对等位基因控制的。它不同于显性遗传的是，只有在这一对基因同是隐性致病基因时才表现出症状来。也就是说，父母双方往往都不是患者，甚至其祖辈亲属中也没有同类患者，而只是隐性致病基因携带者。虽然除近亲婚配外，这样的概率很小，但一旦碰上，其子女患病的风险就会很大。

现在，已被人类认识的这类遗传病有1000多种，如先天聋哑、侏儒等。对于这些疾病，目前尚没有较好的治疗方法。因此，新婚夫妇及每个家庭都应学习掌握一定的优生学常识，必要时作好遗传咨询，以避免不健康或有缺陷的孩子出生。

21 眼病也可以由父母遗传吗？

眼睛是人体至关重要的感觉器官，它在人生活和工作中的地位是不言而喻的。所以拥有一双健康的眼睛就是拥有美好生活的前提，为了达到优生我们必须得了解一些关于眼病的遗传知识。

医学的发展，使感染性眼病逐渐减少，并且人们能积极地对其加以控制。外伤和损害当然要予以注意，但遗传性疾病的发生率明显上升，到目前为止，已发现的眼科遗传病就有500多种。遗传性眼病致盲的比例也在相应增加。在一些国家，遗传性眼病是6岁以下儿童致盲的首要因素。北京市对部分盲童和盲人的调查分析也表明，67%的盲童是因患先天性和遗传性眼病而失明的。其中有50%是先天性小眼球，绝大多数人的视力在0.05以下，少数人连亮光也看不见。

眼睛虽小，但有几类遗传病都在眼部有其表现。如比较常见的常染色体显性遗传病有：先天性眼睑下垂、先天性白内障、视网膜色素变性等。常染色体隐性遗传病有：高度近视、白化病、部分类型的先天性视神经萎缩等。而红绿色盲则是较为常见的伴性遗传病，即女性“遗传”，男性发病。也有些是属于多基因遗传病，但后天的环境也起一定作用，如单纯性近视、斜视等。

22 白化病是怎么回事？男孩女孩都会遗传吗？

白化病为什么会出现“白”的表现呢?正常人体内有一种酪氨酸酶，这种酶能使体内的酪氨酸转变成黑色素，这种黑色素分布在人体的皮肤、毛发、眼球内，可阻挡强烈的阳光照射，对紫外线起一定的防御作用。白化病患者的常染色体上那一对负责制造酪氨酸酶的基因出了毛病，体内不能制造这种酶，也就无法将酪氨酸转变成黑色素，因而出现白头发白皮肤等一系列症状。

如果某人的这一对基因中，有一个基因有毛病，另一个正常，那么他还可制造一些酪氨酸酶，不至于表现出白化病来，而仅是一个基因携带者。

可以肯定地说白化病是遗传病，它是常染色体隐性遗传，也就是说患白化病子女的父母亲都是致遗传病基因的携带者。如果父母亲只有一方是致病基因的携带者，后代不会发病。白化病的遗传病特点大体是这样的：

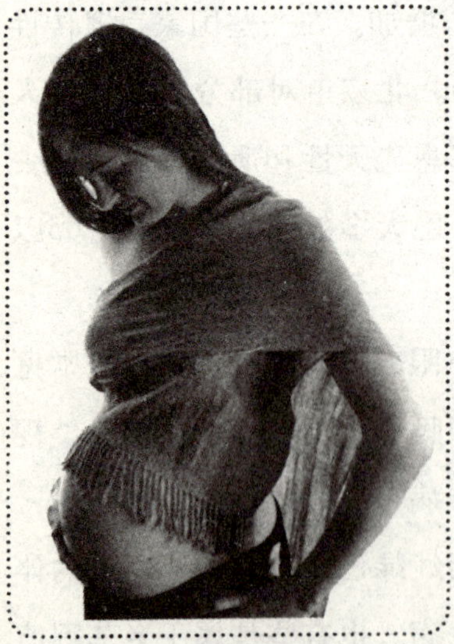

- 如两个患白化病的病人结婚，他们的子女都将患白化病。从优生学上来说这种情况应禁止婚配。
- 白化病人同正常人结婚，他们的子女不表现病态，但在体内都带有白化病的基因。
- 夫妇两人均带有白化病基因，所生的子女中，有的可能是白化病患者，有1/2的可能不表现症状，但实际上是白化病基因的携带者，有1/4的可能为正常孩子。有人祖上三代都没有白化病，当他们的后代出现白化病表现的时候，他们感到很诧异，这是从哪遗传来的呢？其实是因为他们都是白化病基因的携带者。

对于白化病的患者，目前尚无有效的治疗方法，主要是预防。所以提倡生育前作染色体检查，只有早查出来，才能做到早预防。

23 聋哑是由什么引起的？聋哑一定会遗传吗？

一般说聋哑人可分为两种： 一种是先天性聋哑，一种是后天性聋哑。

(1)先天性聋哑又有两种情况

● 由于孕妇在怀孕早期接受X线照射、病毒感染、服用致畸药物等环境因素造成的聋哑，通常是不遗传的。

● 遗传性聋哑属常染色体隐性遗传者约占75%，属常染色体显性遗传者约占3%，其他原因不明者中有大约20%是多基因遗传，因此遗传情况较为复杂。从优生角度出发来考虑，男女均属

小提示

妈妈偏食也“遗传”

美国专家经研究认为，如果妇女在怀孕和生产后偏爱某种食物，那么胎儿、婴儿在分别通过子宫内的羊水和母乳多次“品尝”该食物成分后，很可能也会喜欢上这种食物。

据美国《独立报》报道，费城的莫内尔化学感觉中心专家朱莉·门内拉说，如果孕妇爱吃胡萝卜，她们的孩子在断奶后往往比其他孩子更爱吃胡萝卜。在一项实验中，通过母乳经常“品尝”特定食物成分的小孩在长到7个月大时，会特别喜欢特定食物的味道。如果给这些孩子改喂标准成分的母乳，他们会皱鼻表示不爱吃。

遗传性聋哑时不应结婚，或婚后不应生育。

(2)后天聋哑是婴儿出生后由于各种外因造成的

后天聋哑多发生在出生后到学龄前这个阶段，往往是由于幼儿时患了大病，丧失了听力，又因听不到外界的声音，而不能学习说话，所以聋是原因，哑是结果。后天聋哑原因很多，大致可归结为下面几种情况。

●传染病造成的，最常见的是由于患各种脑炎、脑膜炎或病毒感染引起聋哑。

●药物引起聋哑。如链霉素、新霉素、卡那霉素等抗生素，大剂量应用可引起聋哑。

●外伤引起耳聋。如受到暴力打击造成的耳聋；在分娩过程中由于难产，助产中使用产钳不当，造成头颅损伤引起的耳聋等。后天聋哑是不会遗传的。

聋哑人是否生聋哑儿，取决于其本身的致病原因，所以聋哑人不一定都生出聋哑的孩子。

24 唇腭裂是怎么形成的？它与遗传有关吗？

孩子出生后，如果口唇由三片或四片组成，则称为“唇裂”，民间称为“兔唇”。还有的不仅上唇裂开，上腭部也裂开，这称为“腭裂”。腭裂俗称“狼咽”，有单纯软腭裂开，也有软硬腭全部裂开与鼻腔相通的。

唇裂和腭裂可以单独发生，也可以同时发生。如果同时发生则称为“唇腭裂”。

(1)发病率与时间

唇腭裂是一种常见的先天性畸形，发病率为1‰，再发危险为4%。父为患者，后代发生率3%；母为患者，后代发生率为14%。

胚胎在形成的过程中，面部和口腔是有很多突起互相融合而形成的。在胚胎4～6周时，正是这些突起融合的时候，此时如果有什么原因影响了这些突起的融合，就会发生唇腭裂或面部的其他部位裂开。

(2)原因

那么，究竟什么原因或因素会引起这些突起不融合而发生唇腭裂呢？研究表明，唇腭裂属于遗传病之一，属多基因遗传。虽然父母外观正常，但都带有致病基因，同时受不良环境因素影响，就可能生出唇腭裂的子女。

多基因遗传病，发病往往是遗传因素与环境因素共同作用的结果，由于目前尚不能改变遗传因素，故应当重视环境因素。如夫妇带有有关致病基因；妊娠最初的三个月，因营养缺乏，如维生素A、维生素B_2或叶酸等；感染病毒，如风疹病毒；孕妇精神紧张或损伤后，可以出现应激反应而致内分泌的变化，特别是肾上腺皮质激素的变化可引起胎儿唇腭裂的发生。

25 血型遗传引起的溶血是怎么回事？

孕妇在产前要检验血型，这主要是因为母胎之间会出现血型不合的情况。在这种情况下，胎儿血液中的红细胞被破坏，引起各种改变，如致使孕妇发生流产、早产、胎儿宫内死亡或新生儿溶血症等，这就是所谓的母儿血型不合。

ABO血型不合：孕妇血型为O型，丈夫血型为A型、B型或AB型，当胎儿的血型为A型或B型时，则为ABO母儿血型不合，在我国比较常见。但这种血型不合病情较轻，新生儿得黄疸的概率很少，危害性较小。

不少O型血的准妈妈会有一些担心，新生儿溶血症的可能性究竟有多大?其实，母子血型不合不一定会导致溶血症的发生，ABO血型不合的发生率为20%左右，但真正发生新生儿溶血的仅为5%以下。新生儿溶血症的发生概率和严重程度，也是随着胎次的增加而增加的。不过，虽然说ABO溶血症多在第二胎发生，但一部分也发生在第一胎。

举例来说，如果O型血的母亲在孕前或产前输过A型或B型或AB血型的血，或者有过流产史(母亲产道破损，被打掉胎儿的血液进入体内)，母亲被“致敏”后，产生抗体。那么即使是第一胎，也有可能发生新生儿溶血症。

因为婴儿遗传物质的选择无法控制，所以对于此病目前没有什么特别有效的办法可以预防，但是在孕前进行ABO血型检查，对于医生的监控和及时采取医疗手段是有很大帮助的。如果准妈妈是O型血，首先要了解丈夫是什么血型。丈夫的血型不明时应尽早去医院检验。

如果丈夫是A血型、B血型或AB血型，在准备要孩子前，应去医院作好产前咨询以及检查。由于在怀孕初期发生过先兆流产或者怀第二胎的准妈妈，其生下的宝宝发生新生儿溶血症的概率要高。所以，若以前有不明原因的死胎、流产、新生儿重度黄疸史甚至输血史的准妈妈打算再要孩子的时候，很有必要和丈夫提前进行ABO血型检查，检测体内抗体的情况。这种检测叫“IgG抗体效价测试”，可以在大型的综合性医院进行。检查结果一般在一星期后可以拿到。具体检查内容为：血型和ABO溶血滴度。检查时间最好在怀孕前的3个月，检查的方法为静脉抽血。如果检测出的结果显示有比较高的可能性，那么可以在医生的建议下预防性地服用中药来降低抗体。

第二章

生殖奥秘——生儿育女的知识准备

1 性染色体是如何决定性别的？

女性性染色体配对组是XX，男性性染色体配对组是XY。因此男性产生两种类型的精子，X精子(带有X染色体的精子)和Y精子(带有Y染色体的精子)；而女性只能形成一种类型的X卵细胞。

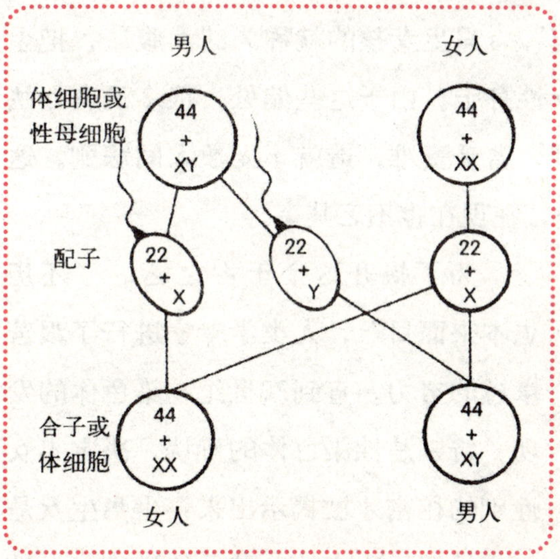

当精子和X卵细胞受精结合时，就得到含有XX性染色体的受精卵，这种受精卵将来发育成为女性。当Y精子和X卵细胞受精结合时，就得到含有XY性染色体的受精卵，这种受精卵将来发育成为男性。这就是决定性别的X-Y机理。X-Y机理的直观表示如图所示。

女性的性染色体XX→X(来自母亲)+X(来自父亲)(形状、大小皆相同)

男性的性染色体XY→X(来自母亲)+Y(来自父亲)(形状、大小皆不同)

二者一经结合，男宝宝或女宝宝就产生了：

卵细胞与带X染色体的精子结合，产生XX型受精卵，发育成女宝宝。

卵细胞与带Y染色体的精子结合，产生XY型受精卵，发育成男宝宝。

所以，人们普遍认为生男生女取决于男性所提供的精子类型。实际上，这一观点是非常片面的。男性一次射出的精液中精子的含量达数亿个，而这里面既有X精子又有Y精子，那么女性究竟接受哪一类型的精子呢？

2 男孩或女孩？爹妈谁说了算？

孩子性别的问题一直困扰着许多女性，因为一般人都认为女性体质或环境等因素是影响孩子性别的重要因素。在某些地方，把只生男孩的称为“男腹”，只生女孩的就称为“女腹”，把生男或生女的责任归咎于女性身上。由于这些偏见，很多没有办法生下男孩以继香火的女性，备受责难，造就了无数人间悲剧。这类故事，在过去比比皆是，在现在也不乏其事。

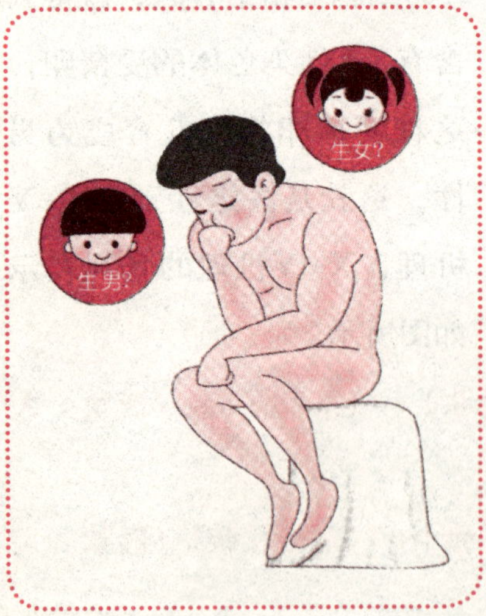

为了揭开这个千古之谜，“还历史本来面目”，人类学专家进行了艰苦卓越的努力，直到20世纪初染色体的发现，特别是性染色体的确认，决定男女性别的秘密才被揭示出来：生男生女是由男性精子决定的。孩子的性别与女性的卵细胞完全无关。

生男生女实际上是一个相当复杂的问题，它与许多因素有关，例如X精子

小提示

B超检查与性别鉴定

胎儿在腹中，看不到、摸不到，也不会说话。超声波仪器的诞生，使腹中的胎儿能够现身出来。透过超声波，反射出胎儿及母体的结构，使胎儿不必冒照射X光的风险，便能显现出是否有异常，是一种相当安全的诊断工具。

在妊娠期进行胎儿性别预测，不是为了挑选男孩，而是用于预防和控制某些与性别有关的遗传病的扩散。

从法律上讲，如果没有医学指征，通过B超来作胎儿性别的鉴定，并且根据性别人为地强行选择胎儿是违法的。

与Y精子数量和活力的差异、女性阴道内环境的酸碱度等等都对生男生女都构成了影响因素，但不管什么影响因素，精子和卵细胞结合的一刹那就决定了性别是男还是女。

3 你了解自己的丈夫吗？

了解男人，才能了解自己，也才能爱护对方。在这个由男人支撑起大半边天的社会，男性的地位已不言而喻。在事业方面他们担当着重任，同样在生育下一代的事业中他们也有着不可小视的作用，而这一任务就是由男性的生殖器官来完成的。

男性的生殖器官包括外生殖器官和内生殖器官两个部分。外生殖器官包括阴囊和阴茎；内生殖器官包括睾丸、输精管道和附属性腺（包括前列腺、精囊和尿道球腺）。

4 男性外生殖器是如何构成的?

●**阴囊**：和它的名字一样，是个薄薄的囊袋，里面放着睾丸，阴囊的皮肤颜色比周围皮肤深，它的一端接连着阴茎。阴囊皮肤薄而柔软，含有丰富的汗腺和皮脂腺，帮助保持睾丸处于适宜的环境(35℃左右)。

●**阴茎**：内有丰富的血管和神经，阴茎前端叫阴茎头(龟头)，其表层密布感觉神经末梢，所以非常敏感。阴茎头与阴茎根之间的部分就是阴茎体。阴茎的主要功能是排尿、排精液和进行性交，是性行为的主要器官。

5 男性内生殖器是如何构成的?

男性内生殖器是由睾丸、输精管道及附属腺体组成。

●**睾丸**：由数百条直径约0.3毫米的曲精小管组成，如果将它们首尾相接，全长约250米。睾丸的主要功能是产生精子和分泌雄激素(睾酮)。

●**输精管道**：包括附睾、输精管以及与排尿共用的尿道。附睾是精子贮存和成熟的地方。输精管长约45厘米，左右各一条，是输送精子的管道。输精管起始于附睾尾部，在阴囊内上升经腹股沟管进入盆腔到达膀胱底部。其末端变得粗大（称输精管壶腹），并与精囊的排泄管汇合成射精管。

●**附属性腺**：包括前列腺、精囊和尿道球腺，它们分泌的微碱性液体，与精子混合而形成乳白色的精液。前列腺呈栗子形。前列腺随年龄而变化，小儿前列腺很小，随着性成熟期的到来，腺体急剧生长，至老年又渐退化。前列腺主要分泌前列腺液。精囊呈椭圆形囊状器官，位于膀胱底之后，前列腺上方。精囊的主要功能是分泌一种碱性胶状黏液，此分泌物中含凝固酶，主要作用是当精液射入女性阴道后，可促使精液在阴道内短暂凝固，防止从阴道中流出，增加受孕机会。尿道球腺左右各一，其大小约与豌豆相当，位于尿道的后部，深埋在会阴深横肌纤维内。其分泌物在射精时可润滑尿道，有利于精液排出。

6 阴茎是如何完成性行为的？

阴茎的最主要功能是完成性行为，其次才是排尿、排精液。

●阴茎为柱状，主要由三条海绵体组成。海绵体的外面为纤维膜所包裹，内部有很多潴留血液的腔隙。

●当男性产生性兴奋时，海绵体充血，阴茎膨胀、变硬而上举，即勃起。勃起到一定程度，会有一些分泌液从阴茎头流出。此时，阴茎会变得坚硬而热烫，男性也会产生较强的冲动。

●阴茎与女性阴道接触后，阴茎进一步充血胀大，呈现为暗红色，阴囊更向身体贴紧。睾丸也因血管的充血而胀大。尿道口有少量黏液溢出。

●多数男子在2～6分钟内即达到性高潮，阴茎达到最坚硬、最热烫、最大、最长的程度（一般长约9厘米，比原来增大2倍），而后出现射精反应。射精是间歇性喷出的，间隔时间少于1秒，大约连续喷射4～5次。

●射精结束后，阴茎急剧缩小，进入男性不应期。

7 什么是睾丸？它有哪些生理功能？

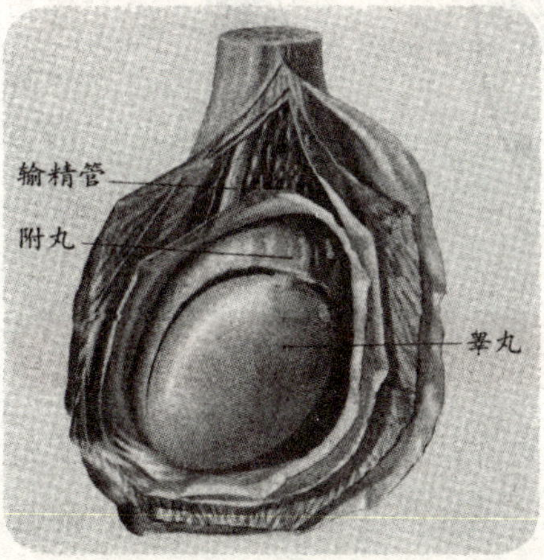

睾丸是产生精子和分泌男性激素的器官。睾丸产生的精子，贮存于附睾和输精管内，射精时经射精管和尿道排出体外。

睾丸在阴囊内，呈卵圆形，左右各一，左侧比右侧位置略低些。睾丸表面包被致密结缔组织形成白膜，白膜下方贴有一层富有血管的疏松结缔组织膜。睾丸里有许许多多的曲细精管，是产生精子的地方。在曲细精管周围有许多间质细胞，主要功能是分泌雄激素，雄激素能促进男性生殖器官和第二性征的发育，并产生性欲。使你能够繁殖后代和维持男子汉气概。

8 精子是怎样形成的？

曲细精管的上皮中有两类细胞： 一类是处在不同发育阶段的生精细胞，另一类是支持细胞。

生精细胞是精子及其祖先们的总称。精子的祖辈有精原细胞、初级精母细胞、次级精母细胞、精子细胞，其演变方向是：精原细胞→初级精母细胞→次级精母细胞→精子细胞→精子。精原细胞和精母细胞外形是圆形的，没有尾巴，到了精子细胞才逐渐出现尾巴。精子细胞经过一系列变化，最后成熟，形成如蝌蚪样的精子，排放进曲细精管内。从精原细胞至形成精子的过程称精子发生。支持细胞对生精细胞起支持和营养的作用。

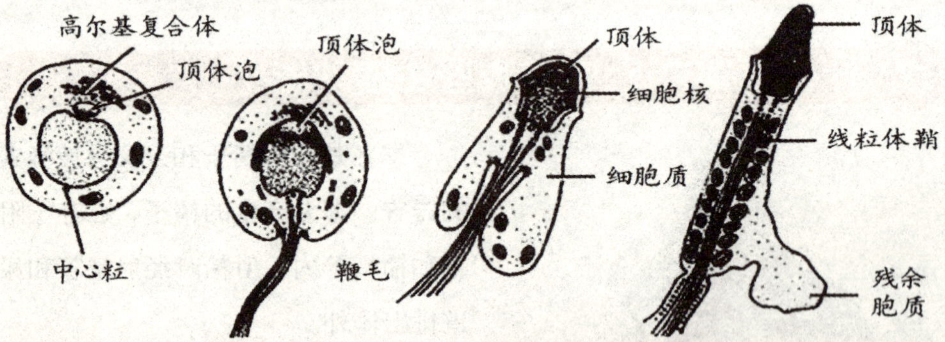

9 你知道精子的寿命吗？

睾丸产生的精子在男人体内可存活28天或更久。这些精子如不能及时排出，时间过久，精子会老化，其受精能力极弱。研究发现，活动精子的数目和比例在禁欲第2天后开始显著减少，在第6天达到低点。因此，有些人执意克制性的要求，延长性生活的间隔时间，希望能“一次大量投放”，争取受孕，实际上并不能如愿以偿。

正常性成熟的男子射精后，精子在体外最多只存活24小时。在女性阴道里只有一小部分精子脱险并继续向前进，当精子争先恐后地上行到达子宫腔内时，其数量只有射精时的1%～5%，能存活2～3天，但其生育能力仅能保持1～2天。精子进入输卵管内，受精能力大多仅能维持20小时左右，最后通常只有1个精子有幸能与卵细胞结合。也就是说，精子进入女性体内，最后具有受精能力的精子可以存活2～3天。

10 精子有什么性质和特点？

我们知道，生育男孩还是女孩，其决定因素就是受精时的X精子与Y精子，如果X精子与卵细胞结合，则生女孩；如果Y精子与卵细胞结合，则生男孩。这样的情况是谁左右的，人们可以对X精子、Y精子进行调控吗？这就要弄清楚X精子与Y精子各自的性质和特点。

(1)遗传物质

X精子与Y精子的主要差别在于它们所含的染色体不同。

X精子含有体大而长的X染色体，携带着丰富的遗传密码，控制着女性的性别。Y精子含有Y染色体，形体矮小，携带的遗传密码寥寥无几，控制着男性的性别。

(2)形态、活动能力

X精子头大而圆，体态肥胖，尾巴较短。因此，X精子较为笨重，行动迟缓，但寿命较长，进入阴道后在子宫腔或输卵管里

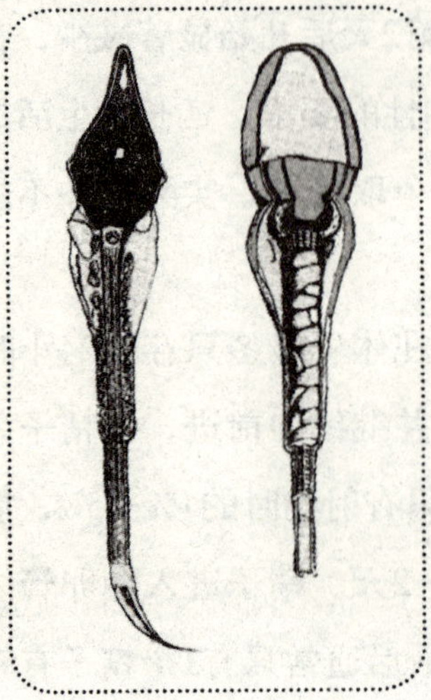

能存活2～3天。

Y精子头小而尖，体态小巧玲珑，尾巴较长，行动敏捷，游动速度较快，易受挫，寿命比X精子短，进入阴道后，在子宫腔和输卵管内存活仅24小时。

(3)适应环境能力

在适应环境能力方面，X精子比Y精子要强得多。一般说来，精子都是嗜碱而厌酸的，而娇弱的Y精子，对酸的耐受性比X精子要差许多。如女性生殖道酸性偏高时，X精子和Y精子的活动都变得迟钝起来，但行动敏捷的Y精子比X精子要迟钝得多；如在偏碱性环境中，X精子和Y精子都有旺盛的活力，但Y精子比X精子要敏捷得多。也就是说，制造女孩的X精子耐酸，而制造男孩的Y精子不耐酸。

(4)电性

X精子带负电较多，Y精子带正电较多。利用这一特性，人们可用电泳法分离出X精子和Y精子。

(5)重量

X精子比Y精子重7%。利用这一特性，学者们可以采用比重在1.06～1.13之间的九种硅酸微粒子溶液（又称帕克尔液）分离出X精子和Y精子（这种分离方法又称帕克尔比重坡度法）。

11 你知道精子的“六怕”吗？

精子生性娇嫩，容易遭遇各种“敌害”，生活中切不可掉以轻心。所以只有清楚地了解了精子“敌害”，才能更好地保护它。

一怕烟、酒

吸烟和酗酒是精子的大敌。吸烟者精液中所含精子数目比不吸者少，而畸形精子的数较多。如果成年男性每天吸30支烟，精子的存活率仅为40%，同时精子畸形率增高。

酗酒不仅会导致生殖腺功能降低，而且会使精子中的染色体发生异常。

二怕“饿”

精子生长需要营养物质供给。有些男子饮食单调、偏食、挑食、不喜欢吃动物性食物（如肉、蛋、鱼和奶制品等），天长日久，可使体内含锌量下降。微量元素锌被誉为“夫妻和谐素”，所以如果男子饮食单调而导致缺锌，其精子数目将会下降30%~40%，甚至使人丧失生育能力。

三怕“热”

精子成长过程中需要低温，不然精子就会夭亡。阴囊具有调节温度的作用，气温太高时，扩大散热面积；冷时它又会皱起来，以减少散热面积，从而保持阴囊的温度比腹腔内低。如果男子有爱洗热水澡或蒸桑拿、泡澡等的嗜好，可使精子数量减少，甚至导致不育。

小提示

精子质量跟体重有关

很难想到，精子质量会与体重产生关系，但现代科学研究调查表明，确实如此。

在西班牙巴塞罗那举行的欧洲人类生殖和胚胎学会议上公布的一项新的研究显示，肥胖男性与腰围正常的男性相比，劣质精子更多。这意味着男人越是肥胖，生殖能力越差，甚至会不育。

四怕“频”

如果手淫过度或过早进行性生活，既会导致阳痿，也会使每次射精所含精子量变少。

五怕“药”和射线

经常使用镇静药、抗肿瘤药、呋喃类药、激素类药等可引起精子生长障碍，精子染色体损害和断裂；大量受放射线照射亦可引起精子染色体畸变。因此，处于生育期的男性要尽量避免接触这类有害物质，不随意滥用药物。

六怕“忧”

如果因心情郁闷，情绪长期不稳定，可直接影响神经系统和内分泌的功能，使睾丸生精功能发生紊乱，严重者可致婚后不育。

12 你了解自己的妻子吗？

在现代生活中，女性不单单承担社会工作，还负有生儿育女、繁衍后代的特殊任务。众所周知，女性要完成这一特殊任务，就必须依赖于女性特有的生殖器官。

女性的生殖器官分外生殖器官和内生殖器官，外生殖器官称为外阴，包括阴阜、大阴唇、小阴唇、阴蒂、前庭和前庭球、前庭大腺及处女膜等。内生殖器官包括阴道、子宫、输卵管及卵巢等。

13 女性外生殖器是如何构成的?

●**阴阜：**阴阜是指耻骨联合前的隆起部位，下邻两侧大阴唇。青春期后，阴阜皮肤上长出阴毛，呈尖端向下的三角形分布。阴阜皮下的丰富脂肪组织和皮肤上的阴毛，在性交时起支撑和减震缓冲作用。抚摸阴阜或轻轻揉捏可以起到性刺激作用，男女阴阜互相摩擦可以使女性产生性快感。

大阴唇： 在外阴两侧，为长圆形隆起，皮下为脂肪层，含有丰富的血管、神经。在未受到性刺激的状态下，大阴唇通常会合于中线，为尿道口和阴道口提供保护。

小阴唇： 位于大阴唇内侧的皮肤皱襞，表面光滑、细腻，富有弹性，多呈淡红色，有皮脂腺分布其上。皮下有丰富的神经分布，感觉很敏锐。不同女性，小阴唇的形态和大小存在很大的差异。

阴蒂： 阴蒂位于两侧小阴唇之间的项端，被阴蒂包皮包绕，呈圆柱状，相当于男性的阴茎头。阴蒂，特别是阴蒂头，布满了神经末梢，轻微的接触或刺激都会引起强烈的性激发和性快感，甚至适当的刺激可使女性达到性高潮。性交过程中，阴茎一般不直接刺激阴蒂，而是阴茎在阴道内抽动而牵动小阴唇，从而刺激阴蒂。

前庭和前庭球： 两侧小阴唇所圈围的空隙，称为前庭。前庭球位于前庭两侧，为静脉丛构成，也可以勃起。

前庭大腺： 前庭大腺又名巴氏腺，是一对位于两侧大阴唇后部内的圆形或卵圆形腺体，开口于小阴唇内侧与处女膜中下1/3交界的沟内。性兴奋时，前庭大腺分泌黄白色的黏液以润滑阴道。

处女膜： 处女膜位于阴道口与阴道前庭的分界处，为中央有孔的薄膜。

14 什么是阴道？它有哪些生理功能？

阴道是一个有弹性的柔韧的中空管道，常处于闭合状态。它是女性的性交器官，也是排出月经和娩出胎儿的通道。阴道上端呈顶棚状环绕子宫颈，称阴道穹窿，下端开口于阴道前庭后部。阴道黏膜呈横形皱襞状，有很大的伸展性，其上皮脱落的细胞形态受卵巢性激素的影响而呈周期性变化。阴道壁小血管的渗出液、脱落的上皮细胞、宫颈腺体分泌物等混合形成乳白色的阴道液（即白带）使阴道保持湿润状态。性兴奋时，阴道壁小血管高度充盈，渗出液增多，与前庭大腺液一起对阴道起润滑作用，以避免性交摩擦对阴道壁损伤，同时阴道也扩张，便于阴茎插入。阴道的神经末梢主要分布在下端1/3，因而下端1/3性敏感性较高。

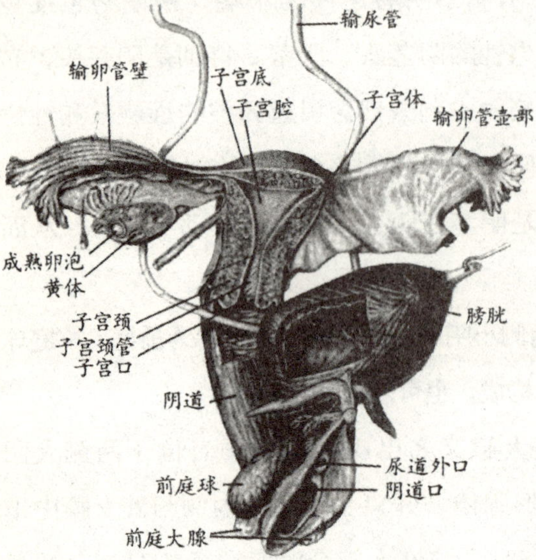

阴道的上皮组织并没有腺体分布，但仍有液体自阴道壁渗出，具有润滑作用。阴道呈酸性，其pH维持在4.3～5.4之间，有抑制致病菌生长之功用。经期中的酸碱度最低，月经前最高，但青春期之前的pH为7。

阴道的主要功能有以下5条：

- 让精子通行：在性交之后精液暂留在阴道后穹窿处，而后精子游入子宫颈中。
- 生产的通道：在分娩时，是胎儿以及子宫内容物的排出口。
- 是经血的出口。
- 防止致病菌感染：由于阴道分泌物为酸性，可预防逆行性感染。
- 防止性交受伤：阴道分泌物有润滑作用，可防止性交造成的损伤。

15 什么是子宫？其结构是怎样的？

子宫为一空腔器官，子宫腔呈上宽下窄的三角形状，它是产生月经和胚胎着床、发育、生长的重要场所，这些生理功能主要取决于子宫内膜正常的周朝性变化。而这种变化，则受到卵巢分泌雌激素和孕激素的控制。

子宫下部呈狭窄的圆柱管状，为子宫颈。子宫颈有许多腺体，性兴奋时，能分泌黏液以润滑阴道。子宫上部较阔的部分是子宫体，子宫体的顶部呈椭圆形隆起，突出的部分为子宫底，子宫底两侧为子宫角，与输卵管相通。

子宫体与子宫颈之间最狭窄的部分是子宫颊部，在非孕期，长约1厘米，其下端与子宫颈内腔相连。子宫颈内腔呈菱形，称为子宫颈管，成年女性长约3厘米，其下端称为子宫颈外口，连接阴道顶端。未产妇的子宫颈外口呈圆形，已产妇的子宫颈外口受分娩的影响，形成大小不等的横裂，而分成前后两唇。

子宫由三层组织构成。子宫内膜层含有腺体，供血丰富。从青春期到更年期，子宫内膜受卵巢激素的影响，分泌和退化脱落，引起子宫出血，有周期性的变化并每月产生一次月经。

子宫中层是由互相交错的平滑肌及少量纤维构成，富有弹性，能充分容纳胎儿，分娩和性高潮时可产生强烈的收缩力，这种力量足够把胎儿娩出，产后则依靠子宫肌层这种特殊结构的收缩性使子宫恢复如前。子宫最外层是黏膜，是腹膜的一部分。

16 子宫有哪些生理功能？

子宫是人类繁衍必不可少的重要生殖器官，它的生理功能主要有三个方面：

(1)接纳受精卵着床

女性进入育龄期，子宫成为精子到达输卵管的通道，辅助精子到达输卵管与卵细胞结合，形成受精卵后，再返回子宫，此时子宫在卵巢和胎盘激素的作用下，发生一系列变化。以接纳受精卵着床。

(2)子宫是育子的“宫殿”

女性受孕后，子宫是胚胎发育直至胎儿成熟的场所。分娩时，子宫收缩，使胎儿及其附属物娩出。

(3)子宫是产生月经和排出月经的通道

正常的子宫有较大的活动性，但一般向前倾前屈位。这主要依赖于子宫的圆韧带的牵拉。

17 什么是输卵管？

输卵管是一对细长、以平滑肌为主的中空管道，内侧与子宫角相通，外端游离而靠近卵巢。

输卵管分间质部、峡部、壶腹部、漏斗部，其中漏斗部末端有许多指状突起，能将卵巢排入腹腔的卵捕获。性交后，男性排入阴道内的精子与输卵管内的卵细胞结合形成受精卵，然后受精卵再下行到子宫腔内着床，从而发育成胎儿。

小提示

了解处女膜

处女膜是位于阴道口与阴道前庭的分界处，中央有孔的薄膜。

处女膜多在初次性交时破裂，经分娩仅留残迹。有些妇女出生时就没有处女膜，有的女性处女膜过于窄薄，可在运动、震动、放置月经栓时破裂，因而不能以初次性交有无疼痛和出血（“落红”）判断是否为处女或贞洁的标志。

18 什么是卵巢？其生理功能是怎样的？

卵巢对人类生儿育女、繁衍后代起着主要作用，是生命诞生的发源地之一。

正常女性有两个卵巢，位于腹腔内，分别生长在子宫的两侧、左右输卵管的下方，呈扁椭圆形，成熟女性其卵巢约为4厘米×3厘米×1厘米，大小相当于人的拇指，其重量是5～6克，外观呈灰白色，组织柔软。

卵巢虽然是一个很微小的器官，但它却有着不可忽视的重要生理功能。在中枢神经系统的复杂调控下，卵巢可以完成以下功能：

(1)排出卵细胞

青春期前，卵巢发育变化不大，表面光滑。进入青春期，一个个原始卵泡开始发育成为成熟的卵细胞，排卵后，卵巢表面逐渐凹凸不平。

女性从青春期一直到绝经期，真正能够完全发育成熟并正常从卵巢排出的卵细胞只有400～500个，而大多数原始卵泡都会在不同的年龄阶段中自然消失。

成熟育龄女性的卵巢除妊娠和哺乳期外，每月发生一次周期性变化，在适当的时候排出一个携带遗传信息并有受精能力的卵细胞。

(2)制造卵巢激素，尤其是雌性素与黄体素。

子宫颈进入阴道内的部分，其内层是鳞状上皮细胞，且此种细胞层一直延伸入阴道成为其衬里。而柱状上皮细胞与鳞状上皮细胞的连接处，很接近子宫颈外口部分，这个部位往往是子宫颈癌的发生部位。子宫颈具有伸缩性，此伸缩的能力可能是由于其支持组织含有大量的纤维和胶质成分，加上子宫颈内有许多的皱褶所形成的弹性。

19 卵细胞是怎样产生的？

卵细胞是人体内最大的细胞，也是女性独有、产生新生命的母细胞。

一个女性，当她还在妈妈子宫里的时候，小小的卵巢中已有了数百万个卵母细胞。每一个卵母细胞都被包裹在一个原始卵泡中，妥善地收藏着。一般来讲，女性一生能够成熟、排到卵巢外面等待授精的卵细胞，一共为400～500个。

到了青春期，大脑垂体分泌的促性腺激素，使卵母细胞开始发育，但每月只有1个原始卵泡发育成熟(最多2个)，将里面收藏着的卵细胞排出。成熟的卵细胞在输卵管壶腹部等待精子的结合，如果72个小时以后还没有精子与之相遇形成受精卵，就开始自然死亡了。1个月后会有另一个卵细胞成熟并被排出，重复同样的过程，通常左右两个卵巢轮流排卵。

20 精子和卵细胞是如何神秘相遇的？

生命的真正起点，应该是从精子和卵细胞结合，形成一个新的细胞算起。

人之初的性结合非常奇妙，男性每射精一次，就含有几亿个精子。最少需要数百万个精子才能使女性受孕。

女性的子宫在骨盆深处，子宫上方两侧各有一条输卵管直达卵巢。当女性还是8周大的胚胎时，她一生所需要的卵细胞就已形成，并在卵巢里等待。青春期时，她的脑垂体通知卵巢开始排出卵细胞，以后每月就会定期排卵，一生会排卵400～500次。在

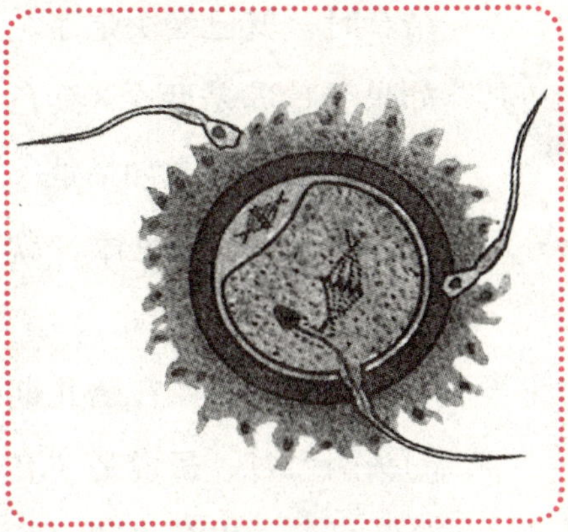

女性月经周期的第14天左右，输卵管末端随着心跳的频率摩擦卵巢，直到卵巢表面破裂，载着母亲基因资料的卵细胞被迎接进输卵管，它必须在72小时内受孕，否则就会死去，关键在……。对，你完全正确，需要一个精子。人体在接近高潮时，每个部位都在焦急等待。

载着父亲基因资料的精子，由输精管一路来到勃起的阴茎顶端，全程将近1尺（0.33米），长途旅行所要的养分就在伴随的白色液体内。高潮时，肌肉剧烈收缩，将液体推入女性体内。

女性身体也在努力帮助精子。高潮收缩有助精子进入子宫，子宫颈也不断渗出液体，形成一个池子让精子在此等候，在输卵管皱褶深处的卵细胞正发出化学讯号吸引它们。那些活泼、健壮的精子快速游向卵细胞，在几分钟、几小时、甚至几天后，精子们终于发现目的地。最后，不断挖掘卵壁的精子有一个成功进入卵细胞，这样就形成了受精卵。有时受精卵会死去，能存活的就不断复制分裂，首先分裂成2个细胞，然后是4个细胞。然后是8个……。受精卵就这样一边分裂着一边全力向子宫前进，终于落脚在内壁肿胀变厚的子宫内，从母亲的血液中获取养分，展开接下来9个月的寄生关系。

21 胎儿期的两性分化是怎样进行的？

婴儿一旦呱呱坠地，是男是女便见分晓，但深居在母腹中的胎儿究竟是怎样进行性别分化的呢？

其实，人的性别早在生命诞生的那一瞬间，即精子与卵细胞

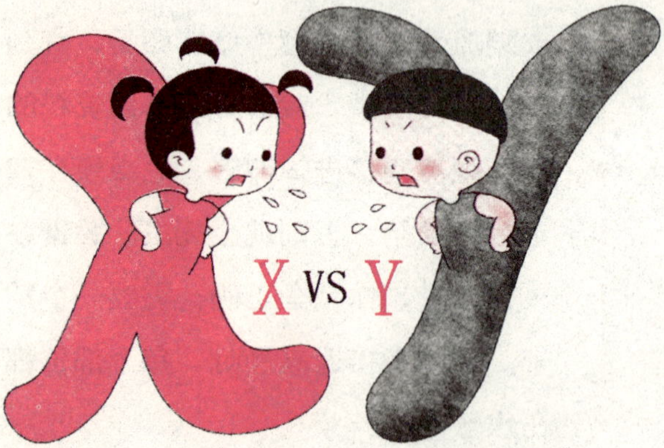

结合时，就已经决定了，如果受精卵是两个X染色体，就是女胎；如果是一个X和一个Y染色体，就是男胎。

有趣的是，在胎儿期的头两个月，虽说是“名分”已定，但是男胎女胎在生理上的发展却是一模一样的。从第3个月到第6个月，胎儿的性别开始逐渐明朗化。首先由性染色体支配了性别的分化，分别构成男性的睾丸和女性的卵巢；然后睾丸和卵巢又分别分泌出大量不同类型的激素；于是男性胎儿和女性胎儿就不得不生活在不同的激素环境中，从而使男女胎儿的内部生理过程变得大不相同。一方面，男性胎儿的睾丸分泌的男性激素睾酮，促使胎儿的脑形成男脑的神经网络，发育成男性脑，并形成阴茎和阴囊；另一方面，女性胎儿的卵巢分泌的雌激素和孕激素，则形成女脑的神经网络，发育成女性脑，并出现阴蒂和阴道。

简而言之，上述过程首先是胎儿染色体的区别决定了性腺的分化，不同性腺又分泌出不同的激素，这些激素进一步引起了胎儿的脑和生殖器官的分化，而所有这些分化综合起来就构成了胎儿期的两性分化。

第三章

孕前准备——生男生女，优生先行

1 为何要进行孕前检查？什么时候检查为宜？

孩子是父母生命的延续，是父母未来的希望，如果你想有一个既健康又聪明的孩子，必须在孕前作好准备。

●身体患有某些比较严重的全身性疾病时，孕育胎儿会加重全身各个系统的代谢负担，影响疾病的痊愈，甚至加重病情。

●孩子会和妈妈争夺各种营养，若妈妈全身各个系统无法满足胎儿的需要，就会影响到胎儿的生长发育，还会造成流产、早产或胎儿畸形。

●如果丈夫患有严重的疾病，或者需要长期服药，自然无法产生健康的“种子”。

●孕前接受一次全面的检查，可以帮助我们发现自己不知道的疾病，发现妨碍受孕的身体因素，如生殖器官的异常等等。**有了孕前检查结果的保证，就等于拿到了迎接宝宝的通行证。**

如果已有怀孕打算了，就可以抽时间到妇产科医院进行孕前咨询。特别是以前因不想要孩子，曾经人工流产，或患有慢性病长期服药、长期接触有毒物质，曾原因不明生过死胎、畸形、弱智孩子，以及有遗传病或家族有不良病史，这几类人尤其要听取医生的建议。

为了帮助所有想做妈妈的人生一个健康的宝宝，我们极力倡导在准备怀孕的阶段就要进行全面的身体健康，这不光是对自己负责，也是对宝宝的未来负责。

2 孕前检查包括哪些项目？

(1)孕前体检项目：针对普通人群的常规孕前体检项目：

孕前体检常规项目表

具体内容	检查内容	检查目的
血常规	血细胞、红细胞、血沉、血红蛋白、血小板	及时发现与营养、消耗、遗传以及贫血有关的疾病
尿常规	尿糖、红细胞、白细胞等	排除糖尿病、尿道炎、尿道感染、肾炎等疾病
肝功能	主要测乙肝表面抗原，阴性属正常，如为阳性，则需进一步检测	排除患各型肝炎的可能性
身高、体重	测出具体数值	如果体重超标，最好先减肥再受孕
血压	正常数值 高压：12～17千帕(90～130毫米汞柱) 低压：8～12千帕(60～90毫米汞柱)	怀孕易使高血压患者血压更高，甚至威胁到母亲的生命
内科	心电图、胸透	确认内脏器官是否正常
口腔科	检查口腔是否有龋齿、未发育完全的智齿及其他口腔疾病	怀孕期间原有的口腔隐患会恶化，严重的还会影响到肚里宝宝的健康
妇科	作盆腔和阴道检查	检测是否有发育畸形或妇科疾病，以免影响怀孕
体内微量元素检测	钙、锌、铁等	微量元素缺乏直接影响到胎儿的发育和健康
艾滋病	抽血测试	以防通过母体传染给胎儿

(2)特殊体检项目：普通孕前体检项目对处在特殊工作环境的人可能还不够，还需要增加一些特殊的体检项目：

孕前体检特殊项目表

特殊人群	检查项目	具体内容	检查目的
家中有宠物或从事动物养殖、进行过器官移植、生食过鱼类或肉类	特殊病原体检测	弓形体、风疹病毒、单纯疱疹病毒等	防止引起胎儿宫内感染
高温工作环境（针对父亲一方）	精液检测	精子数、精子活动量等	高温作业很可能引起男性不育
有遗传病家族史的育龄夫妇	静脉抽血	染色体异常	检查遗传疾病

3 男性为何要作孕前检查？包括哪些项目？

若想生一个健康的宝宝，男性健康也十分重要。孕前检查中，男性主要检查精液和生殖系统疾病。部分孕妇习惯性流产、怀死胎都与男性精液质量不高有关。

孕前检查主要针对生殖系统和与生育相关的免疫系统及遗传病检查，通常要作血、尿、便的常规检查，胸部X线检查，肝功能(含两对半检查)、肾功能、梅毒、艾滋病检查等。

除了要排除有遗传病家族史之外，还要排除各种传染病，特别是梅毒、艾滋病、肝病等，虽然这些疾病的病毒对精子的影响程度现在还不明确，但是这些病毒可能通过丈夫传给妻子，再传给腹中的胎儿，使胎儿出现先天性缺陷。有些特殊人群还要作一些特殊检查，比如家里养宠物或者从事动物养殖、进行过器官移植的夫妻，经常生食鱼类或肉类者还要检测病原体，如弓形体、巨细胞病毒、风疹病毒、单纯疱疹病毒等，高温环境下工作的男性要作精液检测。

4 孕前应注射什么疫苗？需要提前多长时间？

孕前需要提前注射的疫苗没有规定。一般注射两种：一是注射乙肝疫苗；二是注射风疹疫苗。

注射乙肝疫苗要在怀孕前11个月。乙肝疫苗是按照0、1、6的程序注射的。即从第一针算起，在此后1个月注射第二针，在6个月时注射第三针。因此至少应该在孕前9～10个月进行才能保证怀孕的时候体内的乙肝疫苗病毒完全消失，并且产生抗体。

注射风疹疫苗要提前8个月。孕期感染风疹病毒致畸风险很大，所以建议接种。医生建议风疹疫苗至少应该在孕前3个月注射，这样才能保证怀孕的时候体内风疹疫苗病毒完全消失，不会对胎儿造成影响。为了保险起见，建议你提前8个月注射风疹疫苗。

5 最佳生育年龄是多大？

男大当婚，女大当嫁，婚嫁之后当然又要考虑生育的问题。男女究竟应该在多大年龄结婚，多大岁数生育呢？古往今来，众说纷纭，但有一点是共同的，大家都承认选择合适的婚育年龄是很重要的。

小提示

精子活力四季有别

根据国外的一项研究表明，秋季精子活力最强，冬季和春季精子数量最多，但尾部易缺陷，而夏季不成熟精子比例最高。由此可见，在万物复苏的春季并不容易怀孕，因为尾部缺陷的精子活动性差，难以接触到卵子使其受精。

精子质量四季有别，英国科学家建议，男性最好选择在夏季进行不育症治疗。专家表示，对于追求“好孕”的夫妻来说，春季并不是最佳的怀孕季节。

●**妇女最佳生育年龄为23～30岁。**这一时期，女性全身发育完全成熟，卵细胞质量高，若怀胎生育，分娩危险小，胎儿生长发育好，早产、畸形儿和痴呆儿的发生率最低。

●**年龄在30～35岁的男人所生育的后代是最优秀的。**男性精子素质在30岁时达高峰，然后能持续5年的高质量。

●**男方比女方大5岁左右是比较适合的。**

6 哪个季节受孕最适合？

一般认为，受孕最佳季节应是夏末秋初的7～9月份。此时正值天高气爽，各种蔬菜水果源源上市，且新鲜充足。便于孕妇休息好，营养丰富，维生素摄入量多，有利于胎儿发育。

7～9月份受孕，经过10月怀胎，孩子在来年的4～6月份出生，正是春末夏初，风和日暖，气候适宜，便于对新生儿的护理。这个季节衣着日趋单薄，婴儿洗澡不易受凉，住室可以开窗换气，减少污染，有利于母婴健康。孩子满月后又可抱出室外进行日光浴、空气浴，可预防佝偻病的发生。母亲多吃些蔬菜、水果和新鲜的鱼、肉、蛋，营养丰富，便于供给孩子充足的奶水。同时，由于气候适宜和营养丰富，产妇的伤口也易愈合。当盛夏来临，母亲和孩子的抵抗力都已得到加强，容易顺利度过酷暑。到了严冬时节，孩子已经半岁，对健康过冬十分有利。

另外，最好不要选择10月、11月受孕。此时正值秋末冬初，气候转冷、干燥，病毒感染性疾病较多，容易使孕妇患病而导致胎儿畸形；冬天蔬菜品种较少，且不够新鲜，其他营养供给也较差。孩子的出生时间正好在次年七八月份，大热天“坐月子”，既不利于母亲的身体康复，也不利于婴儿的喂养，甚至使母婴并发其他疾病。

7 最佳受孕时刻是什么时候？

一天当中，何时受孕最为合适呢?科学家根据生物钟的研究表明，人体的生理现象和机能状态在一天24小时内是不断变化的，早7时至12时，人的身体机能状态呈上升趋势；13时末至14时，是白天里人体机能的最低时刻；下午5时再度上升，晚11时后又急剧下降。而最佳受孕时刻，则普遍认为晚9～10时同房是最佳时刻。

另外，同房后女方最好平躺睡眠一段时间，这样有利于精子游动，能增加精卵接触的机会，同时也增加了受孕的机会。

8 最易受孕的做爱频率是多少？

当有些夫妻想要宝宝时，就会有意识增加性生活的次数，认为这样可以尽快怀孕，但结果往往适得其反。

准备受孕前，既不要性生活过频，也不要性生活过疏，这样都不利于受孕。因为夫妻性生活频率过高，就会导致精液量减少和精子密度降低，使精子活动率和生存率显著下降，精子并没有完全发育成熟，与卵细胞相会的“后劲”大大减弱，受孕的机会自然降低了；性生活过疏会使精子老化，活力欠佳。

如果想要宝宝，夫妻的性生活以每周1～2次为适中，在女性排卵期前后可以适当增多。

9 如何保持最佳怀孕情绪？

孕妇的情绪如何，既关系到自身的健康，也关系到下一代的生长发育，的确是一个值得关注的大事。至于在怀孕期间如何保持健康、保持良好的情绪，需要注意的方面很多。

家庭要尽可能营造和谐、欢乐的生活气氛。夫妻之间要多交流、多理解，尤其是发生不愉快事情的时候，要多从积极的方面开导孕妇，避免孕妇受到不良刺激。

作为孕妇自己，同样要正确对待生活中发生的大大小小的矛盾，对一些无足轻重的事情，不要过分认真和计较，尤其不应该多疑，尽量减少对家里其他人的误解。即使遇到什么不顺心的事情，也要大度一些，应该学会多作一些自我安慰，这样，情绪就不容易受到影响而产生波动了。

要知道，保持健康的情绪，让自己始终有一个良好的心情，对自己、对胎儿都有好处，自然对家庭也就有好处。

10 人流是优生的大敌吗？会造成哪些伤害？

临床发现，头胎做人流手术，可能引发反复流产、早产、大出血、婴儿体弱多病等危险。临床还发现，头胎做人流手术的人，许多都发生了严重的妇科病，如乳腺病，甚至癌症。

头胎做人流的妇女，由于子宫会发生损伤，胎儿的红细胞Rh抗原从子宫损伤处进入母体。这种情况一旦发生，就会导致母体产生抗丈夫Rh血型的抗体。它可在女方再次怀孕后通过胎盘进入胎儿体内，然后对胎儿的红细胞起到凝集和溶解的作用，这种情况一旦发生，不仅可造成孕妇发生流产、早产，而且还可导致胎儿患重病，致残甚至死亡。

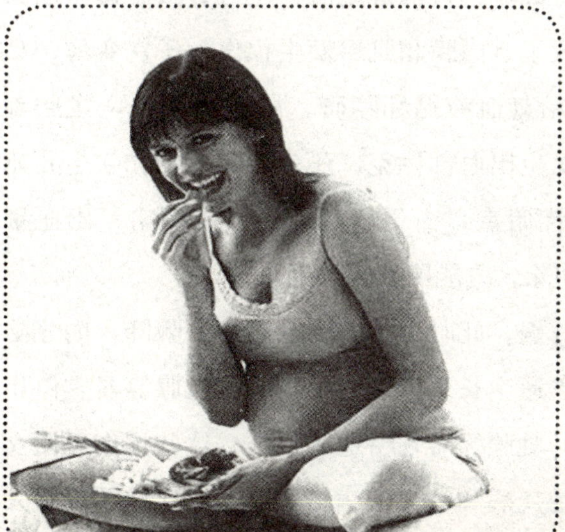

人流经有菌的阴道进

小提示

不宜怀孕的情况

1.男女双方在急病的急性期、慢性病的不稳定期和活动期；

2.新婚期间（所谓“坐床喜”）；

3.男女双方处于情绪不佳、压抑状态或精神受到刺激；

4.外界不良因素影响如有酗酒嗜烟、应用某些药物、接触射线、放射性核素等情况。

5.流产后身体尚未彻底恢复。

行，如器械消毒不严，手术室条件差，术后不卫生，将增加细菌感染的机会，引起子宫内膜炎、宫颈炎等。如原来生殖系统有炎症，还可引起炎症扩散，疾病加重。这样的妇女可能会经常腰痛、腹痛、白带增多。

人流打乱了原有的内分泌状态，干扰了正常妊娠过程，可致内分泌失调而引起月经紊乱。人流是个创伤，可导致子宫收缩不良，造成术后出血不止及贫血。

有的女青年妊娠时间短，子宫倾屈度过甚，可致人流不全，也可致术后出血不止。如再进行刮宫止血，还可导致子宫壁创面愈合粘连。人流如导致子宫内膜和肌层发生损伤，子宫变薄，日后再次妊娠时，由于胎盘血液循环障碍，胎盘功能不全或胎盘发生粘连，不仅容易发生出血性休克，还会引起死胎和新生儿死亡。特别是完全植入性胎盘，由于胎盘粘连不易剥离，出血量大，需立即进行子宫切除，方能挽救病人生命。

人流为强行中断妊娠，此时由于体内激素水平骤降，内分泌功能发生紊乱，迫使迅速生长发育的生殖系统、乳腺等器官停止生长，这对生殖器官、乳腺等器官将造成损伤。这些损伤可使女性在以后发生生殖系统疾病和乳腺疾病。所以，专家说：头胎人流是育龄妇女及优生的大敌。

11 流产后何时再孕有利于优生？

流产是一种常见现象。因为流产后，人的体力需要恢复，子宫和卵巢需要“休整”，大多数流产还需要刮宫或吸宫以清除宫腔内残留组织，这就使子宫内膜受到了损伤，要恢复正常就得有一段时间。这种情况，犹如庄稼收割后总得进行翻土、耕耘、施肥，然后再栽苗的道理是一样的。受精卵是种植在子宫内膜上的。流产后的子宫内膜受到损伤，新的子宫内膜尚未长好又怀孕了，怎么会不流产呢？

另外，如果是药物流产后再次受孕，中间间隔时间短，原来药物中的雌激素还在起着杀伤精子的作用，那么第二次怀孕时的受精卵发育就会受到影响，很有可能会异常发育，从而导致再次流产或胎儿畸形。

一般来讲，流产后至少隔半年，最好一年再怀孕较适宜。因为人体经过半年到一年的休息后，无论是体力、内分泌，还是生殖器官的功能都基本恢复到正常了，对再次妊娠有利。再说，如果第一次流产是因为受精卵异常所致的话，那么，两次妊娠期相隔的时间越远，则再次发生异常情况的机会也就越少。中国还有一句成语，叫“欲速则不达”。这对流产后想再次怀孕的夫妇来讲，同样是适用的。

12 口服避孕药会影响优生吗？

在应用口服避孕药进行避孕的过程中，无论是长期服用的复方短效、长效避孕片，还是临时服用的探亲避孕药，如果漏服、不按规定服，都有可能导致避孕失败而在不知不觉中受孕。

受孕者一定十分关心：口服避孕药究竟是否影响胎儿发育

呢？孕期用药，主要是通过母婴物质交换的重要器官——胎盘影响胎儿。已知性激素对胎儿和新生儿皆有不良影响，有毒性，可致畸、致癌。雄激素和合成孕激素(如甲地孕酮、氯地孕酮)特别是由睾丸酮衍化而来的合成孕激素(炔诺酮)，都可引起女胎男性化，表现为外生殖器的异常，像阴蒂肥大、阴唇融合粘连等。雌激素不仅会引起男胎女性化，也会通过刺激肾上腺增加雄激素产量而使女胎男性化。子代先天性心脏病发生率也增加2～3倍。

口服避孕药是否会对遗传和后代产生不良影响，一直是相关人士的研究重点。有人认为口服避孕药会增加染色体畸变率，尤其是染色体断裂率会显著增高。连续服药或停药几个月内受孕者的自然流产率增高，并且这些流产儿的染色体畸变率高。不过也有资料显示，孕前或孕时曾服用过避孕药者与未用药者的畸胎率比较，两组无明显差别。关于口服避孕药对子代的影响，尚有争论。鉴于目前中国广泛采用的短效避孕剂量仅为原始剂量的1/4，一般认为还是相当安全的。

13 停服避孕药后多久怀孕比较合适？

有资料表明，服用避孕药6个月的妇女，在停药后的第1个月经周期就能恢复排卵的功能，有的体内激素水平还高于过去正常的水平，往往更容易怀孕；服用避孕药在1年以上的妇女，在停药后的1～2个月内开始排卵；服用避孕药的男子不管时间多久，在停药3个月后精液就恢复正常。

但是，停止服用避孕药多久后怀孕比较合适呢？据观察，停药后立即受孕，双胎的发生率可增高1倍，主要为双卵双胎。最近英国对5500名服药妇女进行观察，未发现口服避孕药对下一代有不良影响。其畸变率、流产率无明显差别。有的科学工作者进行研究，并没有发现口服避孕药者的生殖细胞内染色体有什么异常改变。可见，用口服避孕药不会造成遗传病。因此认为，从停药到再次受孕的时间长短，似乎并没有什么关系，停药后虽然不见得能够很快怀孕，但对排卵功能的抑制一般在5周左右就已经解除。不过由于目前对长期服药对胎儿的远期影响还没有足够的把握，为了慎重起见，绝大多数人主张以停药半年以后再怀孕为好，这样能够使母体有充足的时间消除激素的干扰，并恢复自己的生理功能。

14 孕前为何要戒烟？多久戒烟为宜？

吸烟与不孕症有极大的关系。香烟在燃烧过程中所产生的苯丙蒽蓖有致细胞突变的作用，对生殖细胞有损害，卵细胞和精子在遗传因子方面的突变，会导致胎儿畸形和智力低下。

所以妇女在怀孕前要戒烟。专家认为，对妇女怀孕影响最大的首推香烟。香烟中的尼古丁有致血管收缩的作用，妇女子宫血管收缩，不利于精子着床。

应该注意，不吸烟的妇女如果与吸烟的人在一起，也会受到影响。妻子和吸烟的丈夫在一起，她便会吸入漂浮在空气中的焦油和尼古丁。如果夫妇计划生孩子，就应该在怀孕前戒烟，怀孕后再戒烟就为时过晚了。

专家研究表明，经常抽烟的妇女在怀孕前20周开始减少吸烟支数或停止吸烟，所生婴儿重量可接近于非吸烟者的婴儿，但仍有先天性异常的危险，这是由怀孕早期阶段或者怀孕前吸烟所引起的。因此，在准备要怀孩子时，夫妇双方应提前停止吸烟。当然，最好是夫妇双方都不吸烟。

15 孕前为何要忌酒？

酒的主要成分是乙醇。乙醇可使生殖细胞受到损害，使受精卵不健全。所以喝酒肯定会对胎儿的大脑造成损伤，而且损伤的大小是无法预测的。

医生将由于孕妇饮酒而给胎儿造成的严重伤害，称为“胎儿酒精综合征”。其典型的表现是：体重低，中枢神经系统发育障碍，可有小头畸形(前额突起，眼裂小，斜视，鼻底部深，鼻梁短，鼻孔朝天，上口唇向里收缩)，还有心脏及四肢的畸形。

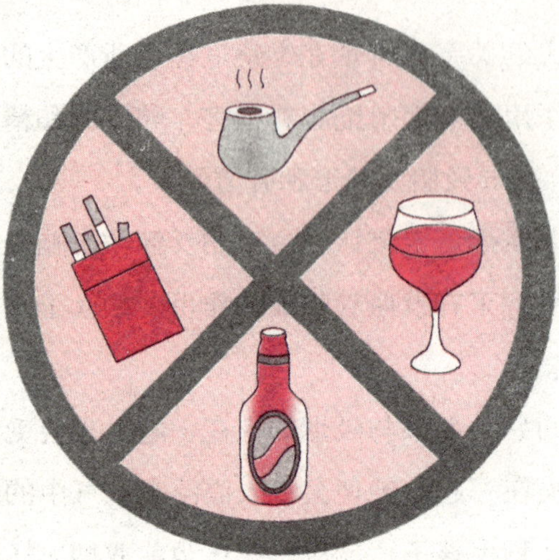

胚胎发育的过程，胎儿的神经系统就一直在发育，因此无论什么时候饮酒都会对胎儿的神经系统造成损伤。孕妇在怀孕头3个月和怀孕6个月后尤其要注意戒酒。由于怀孕最初3个月，正是胎儿形成的重要阶段，如妊娠早期饮酒，胎儿的大脑细胞分裂受阻，易导致中枢神经系统发育障碍，造成胎儿智力低下。胎儿生长的高峰是在妊娠的6个月以后，如里这时还坚持饮酒，将会给胎儿带来更严重的损害。

此外，酒精也会影响男性精子的质量，从而增大胎儿致畸的危险性。所谓“星期天宝宝”就是指狂饮之后受孕所生的酒精中毒综合征婴儿。因此，准备要孩子的夫妻应该提前三个月戒酒。

16 孕前应远离的化妆品有哪些？

爱美之心，人皆有之。化妆本来并非禁止之事，可当您怀孕之后，须警惕某些化妆品中包含的有害化学成分。孕妇应该禁用哪些化妆品呢？

(1)染发剂

据国外医学专家调查，染发剂不仅会引起皮肤癌，而且还会引起乳腺癌，导致胎儿畸形。所以孕妇不宜使用染发剂。

(2)冷烫精

据法国医学专家多年研究，妇女怀孕后，不但头发非常脆弱，而且极易脱落。若是再用化学冷烫精烫发，更会加剧头发脱落。此外，化学冷烫精还会影响孕妇体内胎儿的正常生长发育，少数妇女还会对其产生过敏反应。因此，孕妇也不宜使用化学冷烫精。

(3)口红

口红是由各种油脂、蜡质、颜料和香料等成分组成。其中油脂通常采用羊毛脂，羊毛脂除了会吸附空气中各种对人体有害的重金属、微量元素，还可能吸附大肠杆菌进入胎儿体内，而且还有一定的渗透性。孕妇涂抹口红以后，空气中的一些有害物质就容易被吸附在嘴唇上，并随着唾液侵入体内，使孕妇腹中的胎儿受害。鉴于此，孕妇最好不涂口红，尤其是不要长期抹口红。

(4)指甲油

有的妇女喜欢在手指上涂指甲油，但是怀孕妇女则不应涂指甲油．以免对胎儿造成损害。目前市场上销售的指甲油大多是以硝化纤维为基料，配以丙酮、乙酯、丁酯、苯二甲酸等化学溶剂和增塑及各色染料制成。这些化学物质对人体有一定的毒害作用。孕妇用手拿东西吃时，指甲油中的有毒化学物质很容易随食物进入体内，并能通过胎盘和血液进入胎儿体内，日积月累，就会影响胎儿健康。此外，有的孕妇指甲脆而易折断，往往也是涂指甲油造成的。

17 孕前居室环境应做哪些改善？

当夫妇决定承担做父母的重任时，定会陶醉于十分美好的憧憬之中。但仅仅这样做是不够的，还要脚踏实地干些实际的事。为孕妇、产妇、婴儿提供一个舒适温暖的“窝”，才会使孕妇顺利度过妊娠、分娩的过程。

●房屋是孕育后代必不可少的条件，不论是宽敞舒适的住房，还是狭小拥挤的住房，最首要的问题是解决阳光照射和室内保温的问题。没有阳光的屋子，孕妇及将来问世的孩子得不到阳光的照射，身体中的钙吸收就会受影响，也将影响孕、产妇及孩子的骨骼发育。由于没有阳光，室内阴暗潮湿，还会增加产妇的产后病如关节疾患等。

●如果房屋的通风、保温不好，夏季室内潮湿高温，冬季寒冷，不利于孕妇和婴儿的健康。

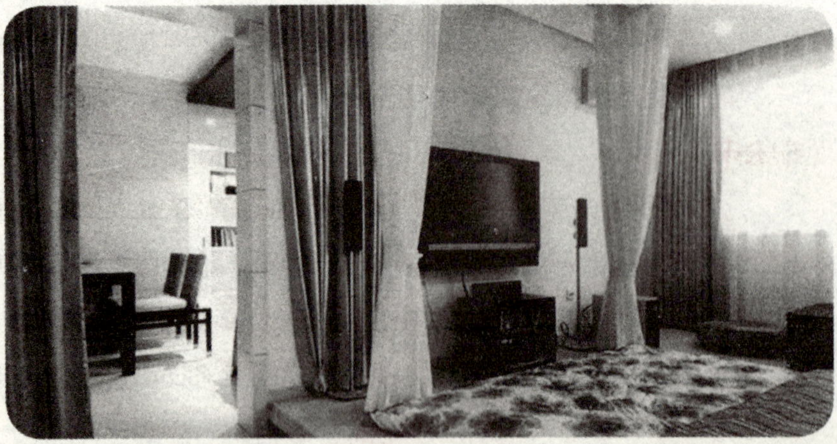

小提示

趴睡伤精害体

有不少男性喜欢趴着睡，这种睡眠方式危害很大。长期趴着睡会压迫阴囊、刺激阴茎，容易造成频繁遗精。频繁遗精会导致头晕、背痛、疲乏无力。另外，阴囊是男人的“小冰箱”，它需要保持一个恒定的温度，才有利于精子的生成。趴着睡会使阴囊温度升高，又不容易及时散热，所以对精子生长也有一定影响。

建议男士采取仰卧位或右侧位睡姿，这样既不压迫精囊，也不压迫心脏(左侧位会压迫心脏)，对身体最好。

●室内应保持清洁，经常打扫，不留死角。

●装修和家具中使用的各种人造板，从中释放出的甲醇不仅是可疑致癌物，而且还有可能造成妇女月经紊乱和月经异常。各种油漆、涂料和胶黏剂释放的苯，甚至能够直接影响胎儿发育。

●一定要在入秋降温前维修好房屋，按需要增设取暖设施。

●一般新居装修完3个月或半年后方可入住。如果想在新居室怀宝宝，可以请专业人员检测房中有无装饰涂料等化学毒物的污染、石材的放射线是否超标等。

●准备婴儿用的房间时，使用的装修、装饰材料都应选择无毒、容易清洗的。装修完毕，孩子放置衣物、玩具的柜子等搬进房间以后，要提前开窗通风，让挥发出来的有害物质充分散盘。

18 孕前应如何选择工作环境？

如果你们是从事毒理实验室的研究人员、医院的麻醉师、手术室的护士以及接触铅、汞、苯、镉、锰、砷、有机溶剂、高分子化合物的夫妻，想要个宝宝，一定要在怀孕前6个月暂时离开工作岗位。因为职业或生活环境中的有毒物质会损伤精子或卵细胞，会使其中的染色体发生畸变。如果妇女曾有过两次不明原因的自然流产，最好于准备怀孕前3个月离开有害的工作岗位。从事振动作业以及在高温环境或强噪声环境下工作的职业妇女，怀孕前应暂时调离岗位。

19 电磁污染会严重影响优生吗？

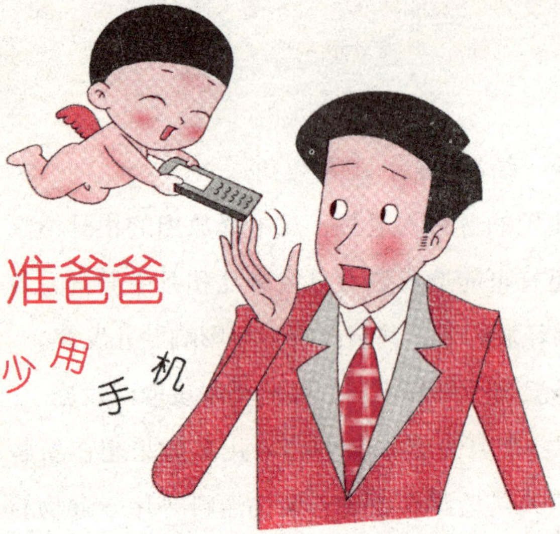

电视、音响、电脑、打印机、复印机、电冰箱、吸尘器、微波炉、无线电台、移动电话、无绳电话、输电线路等等，所有通电设备都会产生电磁波，而操作这些电器的孕妇或者是准备怀孕的育龄女性，应如何保护自己和宝宝，是一个非常重要的问题。

据有关资料报道，从1990年到最近，中国、美国、加拿大、日本、波兰、瑞士、荷兰等，先后对接触电脑显示终端的孕妇(含孕前3个月)与未接触的对照组孕妇相比，流产率为14.5%～29.0%，而对照组为5.5%～21.3%。大部分报告均得出“流产异常发生率显著高于对照组”的结论，但对子代出生缺陷增加未有结论。学术界及世界卫生组织专家一致认为：“电脑显示终端工作环境中有些因素可能影响妊娠结果，最有可能的因素是低频电磁场。”

在这之前，科学家进行的一些动物实验表明，各种不同的电磁辐射场可引起哺乳动物生殖细胞染色体畸变和基因调控失衡。看来孕妇或者是准备怀孕的育龄女性还是少接触电器为好。

20 为何远离小宠物？

时下深受人们喜爱的猫猫狗狗，是弓形虫常见的携带体，其中又以猫最为突出。弓形虫是一种肉眼看不见的小原虫。这种原虫寄生到人和动物体内就会引起弓形虫病。如果妇女不慎感染，就可能将弓形虫传染给腹中的宝宝，甚至导致早产、流产畸形等严重后果。研究表明，猫和和其他猫科动物是弓形虫的终宿主。一只猫的粪便中每天可以排泄数以万计的弓形虫卵囊。若被人或动物食入，就会经胃肠壁进入血液组织，导致病毒感染。并且，若接触了猫的唾液或饮用受污染的水及食用受污染的食物，都有被感染的危险。因此，至少应在孕前3个月就远离宠物，而且要作相应的体检，如果感染了弓形虫应该治愈后再考虑怀孕。

21 为什么过瘦、过胖都影响优生？

女性过瘦或过胖都会使体内的内分泌功能受到影响。这样，不仅不利于受孕，还会增加婴儿在出生后第一年患呼吸道或腹泻的概率，并在孕后易并发妊娠高血压综合征、妊娠糖尿病。那么体重过重或过轻的标准是怎样的呢?通常认为体重如果低于标准体重的15%，则为身体过瘦；如果高于标准体重20%以上，则为身体过胖。

准备怀孕的女性，无论身体过胖还是过瘦都应积极进行调整，力争达到正常状态。体重过瘦的女性，可以适当增加优质蛋白质和富含脂肪食物的摄取，如肉类、蛋类及大豆制品，但切忌因为要增加体重而盲目吃补品或大量吃一些零食，这对妊娠期间胎儿的发育是没有好处的，并且给身上增加一些没用的脂肪，对产后恢复带来影响。

体重过重的女性，除了积极进行正确的减肥运动外，还应及早请教营养医师制订合理食谱，控制热量摄取，少吃油腻及甜腻食品，多吃健康的蔬菜和水果，但切忌盲目节食减肥，因为这样对身体的损害会很大，也会对健康受孕带来不良影响。

22 孕前应如何补铁？如何补锌？

铁是人体生成红细胞的主要原料之一，孕期的缺铁性贫血，不但可以导致孕妇出现心慌气短、头晕、乏力，还可导致胎儿宫内缺氧，生长发育迟缓，生后智力发育障碍，生后六个月之内易患营养性缺铁性贫血等。孕妇要为自己和胎儿在宫内及产后的造血作好充分的铁储备，因此，在孕期应特别注意补充铁剂。

在怀孕早期，每天应至少摄入15～20毫克铁；怀孕晚期，每天应摄入20～30毫克铁。

富含铁的食物有瘦肉、猪肝、鸡蛋、海带、绿色蔬菜(芹菜、油菜、苋菜等)、干杏、樱桃等。

铁的作用是不可小视的，但锌对人体的生理作用也相当重要吗？这个当然也是肯定的。锌是人体内一系列生物化学反应所必需的多种酶的重要组成部分，对人体的新陈代谢活动有重大影响。缺锌会导致味觉及食欲减退，减少营养物质的摄入，影响生长发育。青少年缺锌可能出现性发育缓慢，性成熟延迟，性器官幼稚型，性功能下降，男性精子减少，女性第二性征发育不全，月经不正常或停止。孕妇缺锌，就会使胎儿生长发育迟缓，身体矮小，甚至出现胎儿畸形。

锌对妇女怀孕和胎儿生长发育都有重要作用，所以，在准备怀孕时要补充锌。

含锌丰富的食物有豆类、小米、萝卜、大白菜、牡蛎、牛肉、猪肉、茶叶、干酪、花生酱、鸡肉、面粉等。成人每天的锌需要量大约为2.2毫克，孕妇还应在此基础上增加一些。

23 孕前为何要补充叶酸？该如何补？

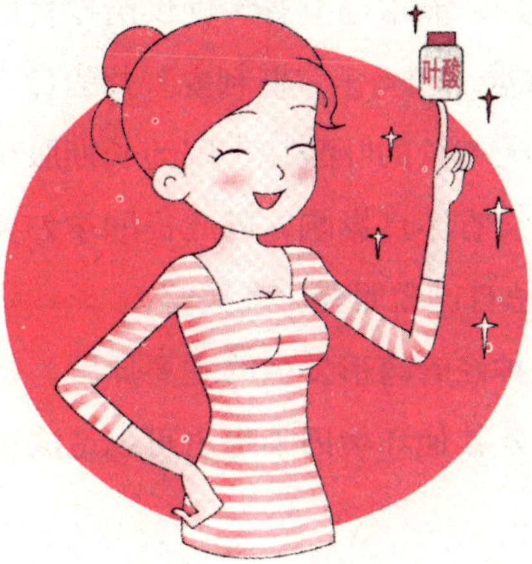

叶酸是一种水溶性B族维生素，在绿叶蔬菜、水果及动物肝脏中储存丰富。叶酸参与人体新陈代谢的全过程，是合成人体重要物质DNA的必需维生素。它的缺乏除了可以导致胎儿神经管畸形外，还可使眼、口唇、腭、胃肠道、心血管、肾、骨骼等器官的畸形率增加。

从怀孕前1个月到怀孕3个月，每天服用0.4～0.8毫克叶酸增补剂可预防胎儿大部分神经管畸形的发生。服用叶酸应在医生指导下进行，另外，还需注意以下几点：

(1)必须从怀孕前一个月开始服用

强调怀孕前就要开始服用的目的是为使妇女体内的叶酸维持在一定的水平，以保证胚胎早期有一个较好的叶酸营养状态。据研究，妇女在服用叶酸后要经过4周的时间，体内叶酸缺乏的状态才能得以纠正。这样在怀孕早期胎儿神经管形成的敏感期中，足够的叶酸才能满足神经系统发育的需要，而且要在怀孕后的前三个月敏感期中坚持服用才能起到最好的预防效果。

(2)我国神经管畸形低发区的妇女也要增补叶酸

我国神经管畸形的发病情况是北方高于南方，农村高于城市。因而有的人认为低发区的妇女怀孕时可以不服叶酸，这种认识的存在很可能成为出生神经管畸形儿的隐患。据调查在低发区的育龄妇女中，仍有相当一部分人体内缺乏叶酸。因此低发区的妇女在怀孕前也绝不能掉以轻心。

(3)不要用“叶酸片”代替“小剂量叶酸增剂”

叶酸增补剂每片中仅含0.4毫克叶酸，是国家批准的唯一预防药品（商标名称为“斯利安”）。而市场上有一种供治疗贫血用的“叶酸片”，每片含叶酸5毫克，相当于“斯利安”片的12.5倍。孕妇在孕早期切忌服用这种大剂量的叶酸片，因为长期服用大剂量的叶酸片对孕妇和胎儿都会有不良影响，因此提醒孕妇要听从医生和保健人员的指导，切忌自己滥服药，乱买药。

需要指出的是，叶酸缺乏是神经管畸形发生的主要原因，但不是唯一的原因，家庭遗传因素及其他环境因素等也可以造成神经管畸形的发生。

24 孕前为什么要补钙？应如何补？

不要以为怀孕后开始补钙还来得及，事实上补钙应从准备怀孕时就开始。

孕妇本身所需的钙加上胎儿所需的钙，妇女怀孕后所需的钙就比平常多出2倍。这些钙只靠临时摄入是不能满足的，所以必须在产前贮存多量的钙质，才能为孕后补充所需大量的钙质提供物质条件。由于钙能够在人体内贮存较长时间，这就决定了孕前补钙的可能性与必要性。

女性从准备怀孕的时候起，如果发现自己缺钙，最好能每天摄取600毫克的钙量，并停止没必要的减肥。这是因为，女性身体脂肪量的突然增加或减少，都是破坏激素平衡的重要原因。例如，女性脂肪量如果降到了18%以下，身体雌性激素的分泌量就会减少。这不仅会导致月经不调，骨密度也会降低。骨密度低下的女性，在怀孕期或哺乳期，易引起头发脱落、牙齿变脆，也是女性闭经后易患骨质疏松症的原因。

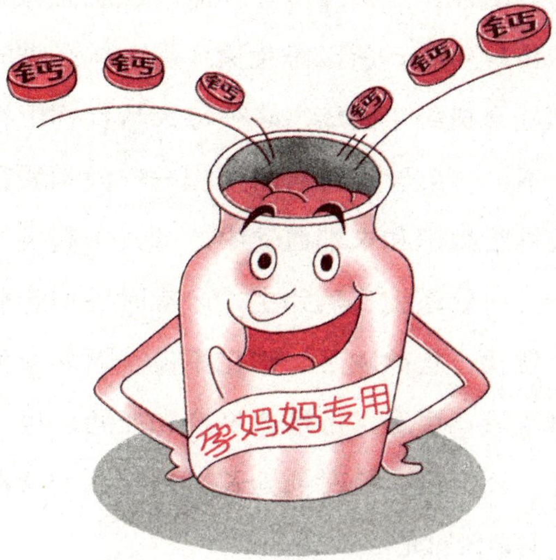

如果女性能从准备怀孕的时候就开始补钙是非常理想的，这时人体所需的钙为每天800毫克左右，除了从食物中摄取外，需要每天额外补充200～300毫克的钙剂。

准妈妈补钙最迟不要超过怀孕20周，因为在这个阶段，胎儿骨骼形成、发育都处于最旺盛的时期。应在饮食中适当选择一些富含钙的食物。

含钙丰富的食物有鱼类、牛奶、乳酪、海带、虾皮、银耳、大豆及其制品、核桃仁、西瓜子、南瓜子等。

25 为什么维生素B_1孕前必不可少？

维生素B_1又称抗神经炎素、硫胺素或噻嘧胺。维生素B_1有多种生理功能，与人类的健康有密切关系，主要以辅酶方式参加糖的分解代谢。硫胺素的衍生物焦磷酸硫胺素(TPP)是羧酶、丙酮酸脱氢酸和α－酮戊二酸脱氢酶的辅酶。在醇发酵过程中，它作为羧酶的辅酶；在糖分解代谢中，它作为丙酮酸脱氢酶和α－酮戊二酸脱氢酶的辅酶分别参加丙酮酸及α－酮戊二酸的氧化脱羧作用。

维生素B_1还能促进年幼动物的发育。维生素B_1对幼小动物发育的影响较维生素A更为显著，因而可以促进胃肠蠕动，增加消化液的分泌以促进食欲，增加食物的摄取量。

因维生素B_1能促进糖代谢，供给神经系统活动所需的能量；

同时，又能抑制胆碱酯酶的活性，使神经传导所需的乙酰胆碱不被破坏，保持神经的正常传导功能。所以维生素B_1是人体必需的营养素，由于人体本身不能合成维生素B_1，必须每天从食物中补充。人体内如果维生素B_1不足，会导致糖代谢产物——丙酮酸在机体内积存。如果积存在神经组织和末梢血管中，就会引起脚气病。脚气病以神经系统和心血管系统疾病为主，严重时可引起肌肉萎缩、胃肠蠕动减慢、便秘、食欲缺乏、消化不良，对妇女怀孕极为不利。如果孕妇维生素B_1缺乏，可造成早产和死胎。也容易生出先天性体弱的婴儿，还会使分娩时间延长。因此，妇女在怀孕前必须保证机体内维生素B_1的充足。

26 孕前不宜多吃的食物有哪些？

●咖啡：研究表明，咖啡对受孕有直接影响。每天喝一杯以上咖啡的育龄女性，怀孕的可能性只是不喝咖啡者的一半。因此，专家提出，女性如果打算怀孕，就应该少饮咖啡。

●胡萝卜：胡萝卜含有丰富的胡萝卜素、多种维生素以及对人体有益的其他营养成分。

美国妇科专家研究发现，妇女吃太多的胡萝卜后，摄入的大量胡萝卜素会引起闭经和抑制卵巢的正常排卵功能。因此，准备生育的妇女不宜多吃胡萝卜。

●烤肉：有人发现爱吃烤羊肉的少数妇女生下的孩子患有弱智、瘫痪或畸形。经过研究。这些妇女和其所生的畸形儿都是弓形虫感染的受害者。当人们接触了感染弓形虫病的畜禽，并吃了这些畜禽未熟的肉时，常会被感染。

●甜食：很多女性对甜食有着无法抗拒的喜爱，因为吃甜食会刺激神经末梢，让人感到兴奋和愉快，但同时要为这种欢愉的感觉付出代价。

甜食具有高脂肪、高热量的特质，常食甜食的女性容易引起体重增加，提高罹患糖尿病和心血管疾病的风险，同时容易引起蛀牙，对怀孕不利。

27 孕前为什么要抵制油炸食品？

油炸食品在人们的日常饮食中占有很大的比重，由于其色香味美，香脆可口，所以深受人们喜爱。但是，孕妇却不宜过多食用油炸食品。因为油炸食品经高温处理后，食物中的维生素和其他多种营养素均受到很大程度的破坏，营养价值明显下降，加之脂肪含量较多，食用后很难被消化吸收。

妇女在怀孕早期，一般都有早孕反应。若食用油炸食品，不但影响食欲，而且会使反应加重。怀孕中期以后，孕妇增大的子宫压迫肠道，使肠蠕动减弱，若食用油炸食品，更容易导致便秘。怀孕以后，由于体内激素水平的变化，孕妇消化功能较以前下降，油炸食品更不宜多吃。一旦食后孕妇胃部有饱胀感，会导致下顿饮食量减少，患便秘者更不应食用。

食品专家研究发现，食用油经反复加热、煮沸、炸制食品后，会产生有致癌作用的物质，用这种油炸制或烹调食品也会带有有毒物质，经常食用，会对人体产生危害。

28 孕前为什么不宜吃盐分高的食物？

现代医学研究认为，吃盐量与高血压发病率有一定关系，食盐摄入越多，高血压的发病率也越高。

众所周知，妊娠高血压综合征是妇女在孕期才会发生的一种特殊疾病，其主要症状为水肿、高血压和蛋白尿，严重者可伴有头痛、眼花、胸闷、眩晕等自觉症状，甚至发生子痫而危及母婴健康。孕妇过度摄入盐分，容易引发妊娠高血压综合征。

有些孕妇，尤其是北方人由于饮食习惯嗜好咸食。常会过度摄入盐分。因此，为了孕期保健，专家建议孕妇每日食盐摄入量应为6克左右。

29 孕前为什么不宜吃含咖啡因的食品？

咖啡因是一种兴奋中枢神经的药物。据测定，一瓶340克的可乐型饮料中含咖啡因50～80毫克，如果一次饮用含量达1克以上的咖啡因饮料，就会导致中枢神经系统兴奋。其表现为躁动不安、呼吸加快、肌肉震颤、心动过速、期外收缩及失眠、眼花、耳鸣等。即使服用量在1克以下，由于咖啡因对胃黏膜的刺激，也会出现恶心、呕吐、眩晕、心悸及心前区疼痛等中毒症状。

国外专家研究后认为，咖啡因作为一种能够影响女性生理变化的物质，可以在一定程度上改变女性体内雌、孕激素的比例，从而间接抑制受精卵在子宫内的着床和发育，可能会导致妇女不孕或影响胎儿的正常发育。

所以准备怀孕的妇女应避免摄取过多的咖啡因，为孕育一个健康的宝宝打好基础。

小提示

孕前禁食棉子油

棉子油中可以提炼出棉酚，并有实验证明棉酚对男性生精功能有明显的抑制作用，首先引起少精和死精，继之使精子细胞、次级精母细胞受累，引起无精子，最后影响到初级精母细胞、精原细胞，甚至睾丸支持细胞和间质细胞，导致生育能力丧失和性功能衰退。

30 孕前准爸爸应如何调养身体？

很多男性朋友对蔬菜水果不屑一顾，认为那是女性减肥的食物。实际上，蔬菜水果当中的营养物质是男性生殖生理活动所必需的。男性如果长期缺乏蔬菜水果当中的各类维生素，就可能有碍于性腺正常的发育和精子的生成，从而使精子减少或影响精子的正常活动能力，严重的有可能导致不孕。

研究表明，男性体内维生素A严重不足容易使精子受损，精子的活动能力也随之减弱。即使受孕，也容易导致胎儿畸形或死胎。而B族维生素(包括泛酸)与男性睾丸的健康有着直接而密切的关系，一旦缺乏，就会降低男性的生殖能力。对于准备做爸爸的人来说补充叶酸也具有同样重要的意义。当叶酸在男性体内呈现不足时，男性精液的浓度会降低，从而降低精子的活动能力，使得受孕变得困难。

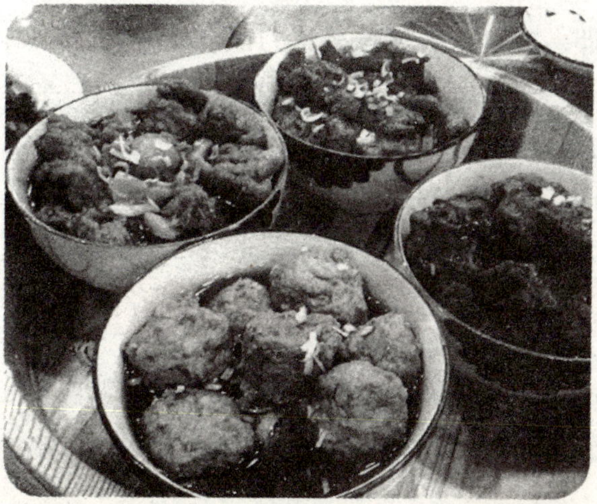

蛋白质是生成精子的重要原料，充足的优质蛋白质可以提高精子的数量

和质量。富含优质蛋白质的食品包括三文鱼、牡蛎、深海鱼虾等。除此之外，各种瘦肉、动物肝脏、乳类、蛋类也是优质的蛋白质食品，可以帮助增加精子的营养，提高精子成活率。蛋白质食品当中还含有一些人体所必需的脂肪酸，它们无法通过人体自身合成，只能从食物中获得。除了优质蛋白质以外，人体内的矿物质和微量元素对男性的生育能力也有重要影响。如锌、锰、硒等元素参与了男性睾酮的合成和运载的活动，同时帮助提升精子活动的能力及受精等生殖生理活动。

31 男性前列腺炎会影响怀孕吗？

前列腺是男性体内最大的性腺，它的主要功能是分泌前列腺液。其分泌物前列腺液是精液的主要成分，约占精液总量的1/3，内含多种蛋白酶及微量元素，与精液液化及精子活动力有密切关系。前列腺液呈灰白色，偏碱性，它可以中和阴道内的酸性分泌物，促进精液液化，有利于精子与卵细胞的结合。无论前列腺发生何种疾病，均可引起前列腺的分泌功能及前列腺液的理化性质发生改变，从而引起性功能障碍、精子活动力下降、精子死亡数增加、精液不液化等一系列疾病。

当患有前列腺炎时，不但会出现较严重的性功能减退，如阳痿、早泄等，而且精液的质量也严重下降，从而使男性的生育能力大幅降低。所以患有前列腺炎的男士必须及时进行治疗，以免降低生育能力，影响夫妻间的幸福生活。

32 怎样通过锻炼提高精子的质量？

适当的体育锻炼还可以帮助丈夫提高身体素质，确保精子的质量。在确定好受孕的月份后，提前半年，你就可以为自己和爱人量身订制一套好的健身计划，并开始实施。

(1)运动量的安排

你要自己每天中速步行30分钟，当然也要建议爱人每天也有同样的运动量。如果条件许可，可以夫妻俩一起进行。如果你们的条件允许，夫妻二人也可以坚持每天进行健美活动，但运动量同样需要把握，每周运动3次，每次最多不超过30分钟。

(2)选择哪些运动项目

孕前健身的项目不能太激烈，可选择以慢跑、散步、健美操、瑜伽等舒缓的有氧运动为主。把握好运动锻炼的分寸。

虽然，我们说锻炼会给孕育带来很多好处，可是如果运动不当，那么，这对孕育可是有百害而无一利的。所以孕前运动要有所讲究。不当的锻炼可能会使肌体受到损伤，为了避免不应有的伤害，在这里，我们要告诫各位夫妻，在锻炼时要遵循因人而异、量力而行的运动原则。

同时，应注意锻炼过程中要遵守循序渐进、持之以恒、全面锻炼的原则，不能三天打鱼、两天晒网；更不能选择爆发力强，且易致人疲劳的运动等。总之，孕前运动要讲究合理性，把握好孕育前运动的分寸，避免孕育前损伤。

33　哪些食物可以提高精子质量？

美国科学家通过研究发现，经常吃南瓜叶和南瓜子、白洋葱、姜、西红柿等食物，会有助于男性提高精子质量。

营养学家指出，很多植物和健康食品都有助于增加精子数量和提高精子质量。从南瓜叶中提取的新鲜深绿色汁液用同量的鲜奶稀释，每天一杯可以起到很强的滋补作用，有助于男性增加性欲，提高精子质量，恢复生殖能力。

还有几种方法，将同等数量的新鲜白洋葱和生蒜压碎，泡入无醇白葡萄酒中10～14天，每天服用3次，每次100毫升，可以恢复受损的生殖组织。取200克丁香树根在30～40度的酒中浸泡14天，过滤后取500毫升与同量橙汁和1000毫升纯天然蜂蜜混合，每天喝两次，每次只需喝一口，就能帮助恢复精子质量。据研究，补充锌元素不但可以促进睾丸激素的分泌，还可以增加精子数量。南瓜子中含有丰富的锌，所以吃南瓜子很有用。另外，维生素C也有提高精子质量的作用。

有的男性由于精子量少或无精而引起不育，其原因较为复杂。如果不是机能障碍所致，请在日常生活中补充下列食物：如鳝鱼、泥鳅、鱿鱼、带鱼、鳗鱼、海参、墨鱼、蜗牛，其次有山药、银杏、冻豆腐、豆腐皮。因为这些食物中含赖氨酸高，而赖氨酸是精子形成的必要成分，所以在日常生活中应适量补充。

34 准爸爸孕前也须戒除烟酒吗？

生活中，有人认为“饭后一根烟，胜似活神仙”。也许，吸烟的确能给他们带来一时的快乐，可是，这个“活神仙”对他们今后的宝宝简直是一个无声而残忍的杀手。烟草中的有害成分通过血液循环可以进入生殖系统而直接或间接发生毒性作用。对准爸爸而言，吸烟不仅会影响到受孕的成功率，而且也会严重地影响受精卵和胚胎的质量。

另外，长期大量地吸烟者更容易发生性功能障碍，也间接地降低了生育力。如果说禁烟对人们来说只是一种倡议，那么对准爸爸来说则是道命令，在准备怀孕前至少要提早三个月到半年开始开戒烟。

酗酒可造成机体酒精中毒，影响了生殖系统，使精子数量减少，活力降低，畸形精子、死精子的概率升高，从而会影响受孕和胚胎发育。故准爸爸还是少碰酒为好。

35 准爸爸应远离哪些药物？

药物的不良反应对优生的危害极大，必须高度重视。

●**磺胺药复方新诺明：**常用于治疗尿路感染、呼吸道感染、扁桃体炎等。它在生育方面的不良反应是抑制睾丸功能，使精子数量大为减少，精子活动能力明显低下。

●**柳氮磺胺吡啶：**用于治疗溃疡性结肠炎的药物，也可导致精液缺乏，使精子异常者达80%；同时伴有精子数量减少，精子活力降低和不育。

●**抗生素呋喃西林及其衍生物：**会抑制睾丸细胞碳水化合物的代谢和氧耗，使生精细胞中的DNA浓度下降，引起精子减少，导致不育。大环内酯药物，如红霉素、螺旋霉素、麦迪霉素等，会造成精子发育停顿和有丝分裂减少，使精子被杀伤或被杀死，存活的精子活动力也明显下降。

●**西咪替丁：**此药用于治疗十二指肠溃疡，大量持续使用时可引起精子数量减少而致不育。有报道，每日口服1200毫克，9周后精子数可减少43%。

●**激素类药：**长期应用过量的类固醇激素，可抑制男性下丘脑－垂体－睾丸轴功能，使睾丸萎缩，精子生成减少，导致不育。这种情况在长期服用类固醇激素的男运动员中已得到了证实。应用雌激素可使男性出现阳痿、射精延迟和不能射精，即使能射精亦只有很少的精液量。使用肾上腺皮质激素可使女性发生月经不调、闭经，雄性激素可以使女性出现月经推迟、性欲亢进和男性化。

●镇静安眠药：长期使用或滥用巴比妥和非巴比妥类镇静安眠药，可使女性出现月经失调和排卵障碍，男性可出现性欲下降、阳痿或性高潮丧失。氯丙嗪对神经系统各个节段均有作用，例如，对丘脑下部具有增加催乳素，抑制促性腺激素的分泌，导致雌激素和睾丸素分泌减少。

●抗高血压药：利血平是治疗高血压的常用药物，可使组织中的儿茶酚胺耗竭而产生显著的镇静作用，从而间接地降低性欲。长期使用抗高血压药会影响丘脑下部的垂体功能，从而抑制精子的产生。

●麻醉和镇痛药：吗啡、杜冷丁、海洛因等能干扰下丘脑垂体系统的调节过程，使阴茎不能勃起或勃起不坚，以致不能完成性交过程，造成射精障碍，导致不育。

●含有某些成分的草药：中成药也不能使用。它们是：石竹科满天星、肥皂草等。它们中的皂苷成分有杀精子作用；木槿花、吊灯花等植物成分对睾丸、附睾、精囊等有较强的抑制作用，且可阻碍生精过程。

第四章

生男生女法——崇尚科学，掌握命运

一、概 述

1 专家对生男生女持什么观点?

(1)提倡自然孕育，以优生为先

其实大家都知道，顺其自然是最轻松愉快的，也是最符合客观规律的。当今社会，无论是社会地位还是个人价值，男女之间早已没有多大的实质差别。男女互补，发挥着同等价值。所以，在生儿育女问题上，最重要的首先是孕育一个聪明健康的宝宝，也就是说，生男生女，优生为先。

(2)疏导更加利国利民

国以民为天，民意是很难阻止的。多年来，计划生育工作的实践经验也证实了这一点。在广大农村，为了生个儿子，连生三四个女儿还不罢休的大有人在。这无疑会给国家和个人造成巨大的负担，也极大地影响了人口质量，降低整体优生水平。

既然很难阻止这种现象，并且还会引起各种不利于社会和谐的情况，所以适当普及一些科学知识，疏导人们，不失为一种积极有效的尝试。

(3)尊重科学，拒绝盲从

互联网日益发展，日益普及，互联网上关于生男生女的说法也很多，由于网上发表内容存在随意性，一般也是没有责任性的，所以须要读者谨慎判断，我们不建议大家依从行事。尤其是网上兜售的生男生女产品不可盲目购买，跟风使用，以免遭受损失，招来烦恼。

与生育相关的任何用药，在医生的指导下选择才是最明智的。尊重科学，拒绝盲从。

2 如何看待生男生女的无数种说法？

关于生男生女的说法，从国内到国外、从坊间传说到学术观点，何其多哉。尤其是互联网，更是信息混杂，难以穷尽！

面对众多说法，难免令人困惑。其实，所有这些说法可分为两类：一类是如何怀上男孩或女孩；另一类是如何判断是男孩还是女孩。

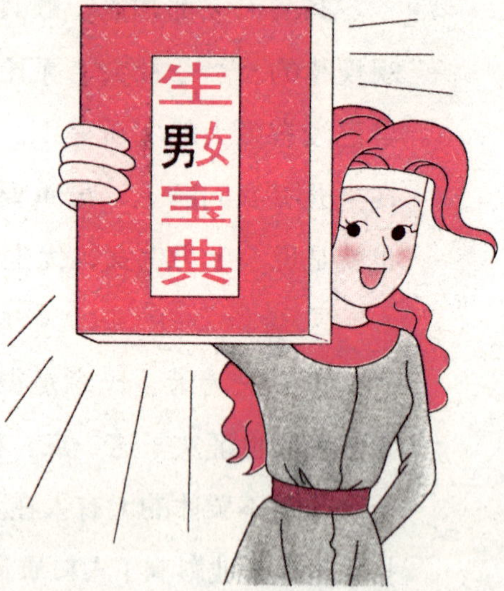

另外，众多观点都应从两个方面进行分析：一是科学性，二是准确率（概率）。科学性指的是，分清各种说法是否有科学依据，源于经验的说法是否合理、可靠。准确率指的是，各种判断或方法其实都是存在概率的，并非100%准确，即使是基于现代科学的观点，也是如此。我们知道，X精子和Y精子与卵细胞的结合，不可避免地存在随机因素。即使通过精子分离受孕，也不可能100%如愿以偿。

3 生男生女的方法有哪些?

关于如何生男生女的方法很多，在系统介绍之前，先进行如下分类，以便大家有一个整体认识。值得注意的是，有些观点缺乏科学依据，尤其是生男生女产品方面，读者应谨慎对待。

(1)饮食控制方面

主要是食物的酸碱性影响生男生女；

高热量食物对生男生女的影响；

咸、甜食物对生男生女的影响；

中药调养有助于生男生女。

(2)性生活过程方面

性爱时机与排卵日影响生男生女；

生殖道的酸碱度影响生男生女；

性爱姿势及深浅影响生男生女；

性高潮状况影响生男生女；

做爱频率影响生男生女；

性生活环境及温度也会影响生男生女。

(3)人体状况方面

准父母身体三节律(生物钟)影响生男生女；

准父亲的身体状况影响生男生女；

怀孕年龄和月份影响生男生女。

(4)生男生女产品方面

只能在网上兜售的天然钙；

绿胶和红胶；

美国的Boy Ex和 Girl Ex；

排卵测试药签；

刘氏孕前性别选择软件。

(5)医疗技术方面

人工受精可能对生男生女进行干预；

试管婴儿技术也可能影响生男生女；

帕克尔法精子分离技术。

二、生男生女的饮食控制

4 什么是生男生女“酸碱学说”？

生男生女性别选择的“酸碱学说”，由日本的富泽博士系统提出，这就是所谓的“富泽理论”。

富泽理论的重心在于：“改变先生体质为酸性，太太体质为碱性易生男孩；反之则易生女孩。而体质的改变可从饮食的设计规划做起。”

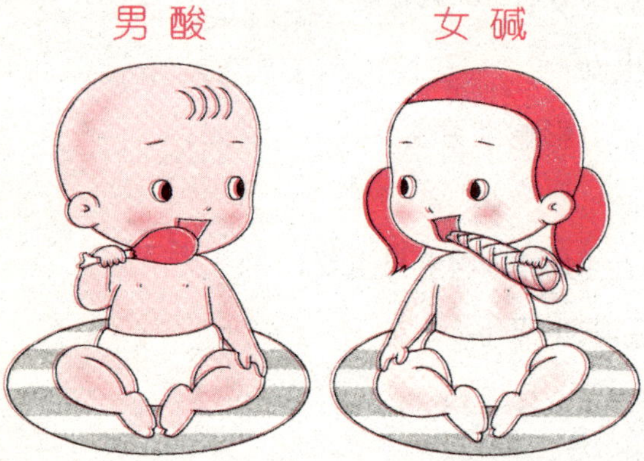

饮食的酸碱控制法，原理如何并没有人提出真正的理论来。根据研究发现：X(决定生女孩)精子量少但能抵抗较恶劣的环境(包括酸性)，Y(决定生男孩)精子数量多，但抵抗力较差。

先生体质的酸碱性决定精子制造的多少；而且X与Y精子制造的比例是一致的，也就是不管多少，Y精子数目永远占优势。在酸性体质之下，X及Y精子数目都减少，但是，Y精子仍足够达成受孕所需的基本数量要求，而X精子的数目则较难有受孕机会。

太太体质的酸碱度则会直接反映在阴道黏液上，而影响精子的生存。酸性体质不利于Y精子生存，但对X精子较无影响。碱性体质则对Y精子的生存无影响。

理论上，太太与先生的体质有四种不同的组合，其中较适合性别选择的组合则有两种。

先生是酸性体质，太太是碱性体质，生男的机会较大。因为X精子在制造过程中，被压抑下来了；剩下的Y精子则可顺利地通过阴道进入子宫授精，孕育成男胎儿。

先生是碱性体质，太太是酸性体质则生女机会较大。因为在这种情况下，先生可制造足量的X精子及Y精子，但是太太的酸性体质则抑制Y精子的存活，只有X精子能抵抗阴道恶劣的环境进入子宫授精，孕育成女胎儿。

5 如何通过食物酸碱性选择生男生女？

根据上述理论，有人提出通过饮食调节来改变人体内部的酸碱度，创造适合X精子或Y精子生存的条件，以便达到控制性别的效果。

- **如果要生女孩，建议女性多吃酸性食物，增加血液的酸度和浓度，改变体质，提高阴道产生酸性分泌物；而男性多吃碱性食物，有利于女宝宝的孕育。**
- **如果要生男孩，建议女性多吃碱性食物；男性多吃酸性食物，有利于男宝宝的孕育。**

6 怎样判断食物的酸碱性？

人类食物营养要素可分为五大类——蛋白质、脂肪、碳水化合物(俗称糖类)、维生素、矿物质。

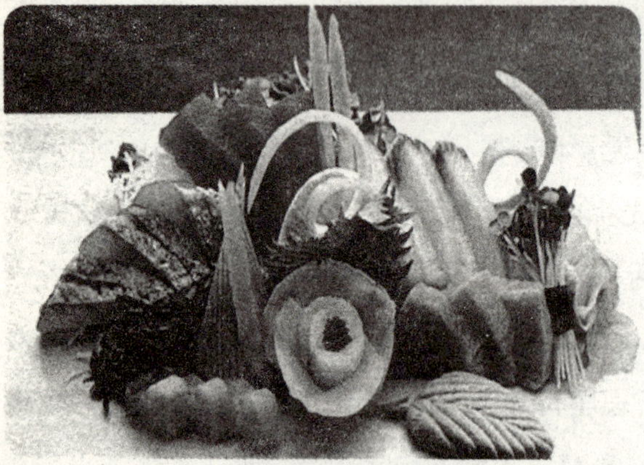

人人都知道蛋白质、维生素非常重要，需求量较大。矿物质的需求虽然只是微量，但却是维系身体健康不可或缺的要素。

对人类而言，必要矿物质中，与食物的酸碱性有密切关系的有8种：钾、钠、钙、镁、铁、磷、氯、硫。其中，钾、钠、钙、镁、铁进入人体之后，就呈现碱性，称为碱性元素；磷、氯、硫进入人体之后，就呈现酸性，称为酸性元素。

判定某一类食物的酸碱性时，完全依据酸性元素与碱性元素的含量比率。所谓碱性食物或酸性食物，是指食物经过消化代谢后产生的阳离子居多或阴离子的食物。也就是说，某种食物如经代谢后产生的钾、钠、钙、镁、铁阳离子占优势的则属碱性食物；而代谢后产生磷、氯、硫阴离子占优势的食物属酸性食物。

一般来说，大部分动物性食物，如鸡、鸭、鱼、肉类等属酸性食物；植物性食品中，除五谷、杂粮外，多半为碱性食物。不过，也有少数例外，例如李子，因其所含的有机酸人体不能代谢，所以会留在体内呈现酸性反应。

7 燃烧法是怎样测定食物酸碱性的？

食物酸碱程度是用燃烧法测定的，即：将食物燃烧，烧成灰质(100克食物放在坩锅里加热)，再取出用水溶解，滴定其酸碱度。

为什么要用燃烧法呢？这是因为食物经过胃的消化、肠的分解、吸收，一连串体内燃烧的过程与空气中的燃烧几乎是相似的，因此采用这种方法来分类食物的酸碱性。举例而言，柠檬、橘子等食物，虽然吃起会感到酸酸的，但进入体内后，有机酸在体内代谢氧化形成二氧化碳和水，可迅速被排出体外，留下许多矿物质，如钾、钙、钠、镁等。因此，它们被归为碱性食物。

8 常见的酸性食物有哪些？

酸性食物按强度可分为：

强酸性： 蛋黄、乳酪、白糖做的点心、柿子、乌鱼子、黑鱼。

中酸性： 火腿、鸡肉、猪肉、鳗鱼、牛肉、面包、小麦、奶油等。

弱酸性： 白米、落花生、酒、油炸豆腐、海苔、泥鳅等。

另外，酸性食物还可直接按食品类别进行划分：

谷类： 米糠、麦糠、燕麦、胚芽米、碎麦、荞麦粉、白米、大麦、面粉、面包等。

蔬菜类： 慈姑、白芦笋等。

肉类： 鸡肉、马肉、猪肉、牛肉、鸡肉汤等。

鱼贝类： 鲷鱼卵、鱿鱼、小鱼干、鲔鱼、章鱼、鲤鱼、鲷鱼、牡蛎、生鲑鱼、鳗、蛤蜊、干贝、鱼卵、泥鳅、鲍鱼、虾等。

乳制品： 乳酪等。

海藻类： 干紫菜等。

嗜好品： 酒糟、啤酒、清酒、奶油等。

9 为什么酸味食物≠酸性食物？

酸味食物与酸性食物是两个概念，不能从食物的味道来区分酸性或碱性食物，具有酸味的食物不一定是酸性食物。有酸味的食物，如柑橘、苹果以及醋，都含有丰富的有机酸。这些有机酸在消化道内可以营造一种酸性环境，有利于人体对食物中无机盐的吸收。而酸性食物则是指含有在体内能够形成酸的无机盐及其他营养素。

10 酸性体质会给身体带来哪些隐患？

在自然健康的状态，人的身体应当呈现弱碱性，即血液酸碱度为pH7.35～7.45。当身体处此弱碱状态时，体内极为复杂的各种生化作用均可发挥极致，所有废物的排除也能快速且彻底，不会累积体内。

相反地，如果摄取太多酸性食物，导致身体及血液由弱碱性而转成偏酸性，此时体内参与血液净化的器官如肝脏、心脏血管、肾脏、脾脏、胰脏，就会逐渐加重工作负担，久而久之，会衍生各种严重疾病。

(1)酸性体质者易疲乏、腰酸腿痛

与碱性体质者相比，酸性体质者常会感到身体疲乏、记忆力衰退、注意力不集中、腰酸腿痛，到医院检查又查不出什么毛病，如不注意改善，就会继续发展成疾病。当人的体液pH值低于中性7时，就会产生重大疾病；下降到6.9时，就会变成植物人。

医学证明，如果人体倾向酸性，人体细胞的作用就会变差，废物就不易排出，肾脏、肝脏的负担就会加大，新陈代谢缓慢，各种器官的功能减弱，容易得病。酸性体质的人很容易疲倦，老化加快。

(2)癌症患者几乎都是酸性体质

实验发现，癌症患者的血液，都呈酸性，也就是酸性体质。

(3)酸性过多引发的成年人疾病

- 强酸与钙、镁等碱性矿物质结合为盐类，即固体酸性物，

从而导致骨质疏松症等疾病。

● 强酸或酸性盐堆积在关节或器官内引起相应炎症，导致动脉硬化、肾结石、关节炎、痛风等疾病。

● 酸性废弃物堆积，使附近的毛细血管被堵，血液循环不畅，导致糖血尿、肾炎及各种癌症。

● 胃肠道酸性过多引起便秘、慢性腹泻、尿酸、四肢酸痛，胃酸过多导致烧心、反酸、胃溃疡等。另外，酸性体质会影响孩子的智力。

(4)酸性体质缘于过食高脂食品

酸性体质是人体大量摄入高脂肪、高蛋白、高热量食物的结果。当酸性物质超过了人体自身的调节能力，或人体对酸碱平衡的调节能力受到影响时，人体环境的平衡被打破，就产生了酸性体质。

11 常见的碱性食物有哪些？

碱性食物按强度可分为：

弱碱性： 红豆、萝卜、苹果、甘蓝菜、洋葱、豆腐等。

中碱性： 大豆、红萝卜、西红柿、香蕉、橘子、草莓、蛋白、柠檬、菠菜等。

强碱性： 葡萄、茶叶、葡萄酒、海带等。

另外，碱性食物也可直接按食品类别进行划分：

蔬菜： 魔芋、菠菜、芋头、莴苣、红萝卜、百合、马铃薯、南瓜、竹笋、红薯、莲藕、大黄瓜、茄子、洋葱等。

水果类： 香蕉、栗子、草莓、橘子、苹果、柿、梨、葡萄、西瓜等。

蛋乳类： 鸡蛋蛋白、人乳、牛奶等。

豆、豆制品类： 扁豆、大豆、红豆、豌豆夹、豆腐等。

菇类： 香菇、松茸、玉蕈等。

海藻类： 海带等。

酱菜： 黄萝卜、什锦酱菜等。

嗜好品： 葡萄酒、咖啡等。

12 体液酸碱度会影响孩子的智商吗？

人体体液的酸碱度与智商水平也有密切关系。在体液酸碱度允许的范围内，偏酸性者（即pH值偏低）智商较低，偏碱性者（即pH值偏高）则智商高。科学家发现，大脑皮层中的体液pH值大于7.0的孩子比小于7.0的孩子的智商高出1倍。

目前，某些学习成绩欠佳、智商发育水平较低的孩子，常常多处于酸性状态。注意让他们多食用碱性食物，有助于提高他们的智商水平和学习成绩。科学家认为，改善这些孩子的饮食结构，多吃碱性食物，是提高其学习成绩的一大措施。

如果孩子的身体尚处在生长发育期，需要各种蛋白质、脂肪和各种维生素、矿物质，而这些必需营养素有的却较多地存在于酸性食物中，故也不可偏废。所以，关键的问题是要做到酸碱性食物的均衡摄入，以免走向另一个极端去。

13 哪些水果是最佳的碱性食物？

成熟的水果是最易消化的食物，营养学常称水果为最佳的碱性食物，为最好的体内清洁剂。但未成熟的水果，酸味重或涩味浓，则属于酸性食物。

苹果： 含丰富钾离子，能中和口腔内毒素，为极好的牙齿及牙龈清洁剂。

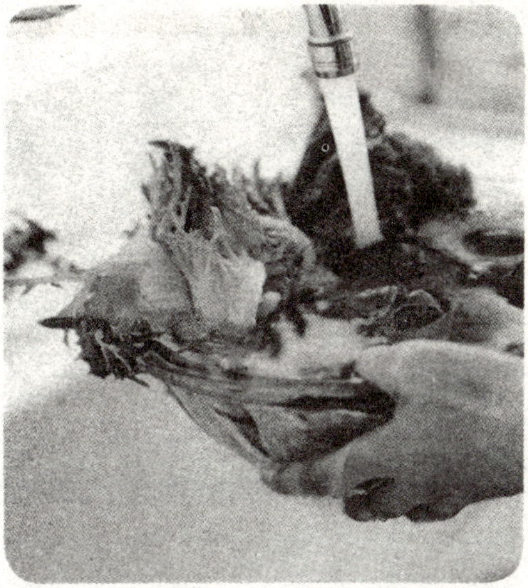

菠萝： 可以帮助胰脏清除及分解蛋白质、脂肪。

无花果： 含一种特殊酵素，能够溶解血液中的毒素，可增强脑力、体力及智力。

木瓜： 含有一种特殊酵素，为消化之功臣。

番茄： 高度碱性，是很好的酸性中和剂，可改善酸性体质。

香蕉： 含有大量钾，对神经有益。尤其因缺钾导致情绪低落、郁闷时，香蕉有助益。

橘子： 具有高度清洁性，且含有大量维生素C。

椰子： 含碱性非常高的食物，任何因为身体过度酸化而导致之疾病，均可借椰子汁或椰奶，得以改善。

柠檬： 具有高度碱性，柠檬汁一向为人们所熟悉，每天经常喝柠檬汁，可以治疗各种不平衡症候。

14 想生男孩应怎样吃？

想生男孩，选用酸性食物来改变先生体质为酸性，选用碱性食物改变太太体质为碱性。

建议：

●男性以酸性食物为主：奶、蛋、鱼类（鲤鱼、鱼卵、小鱼干），肉类（如牛肉、鸡肉、猪肉、马肉等）、谷类（米糠、白米、小麦等），慈姑、白芦笋等。

●女性以碱性食物为主：豆类（如青豆、大豆、红豆、豆腐等）、青菜、莴苣、马铃薯、竹笋、洋葱、香菇、花菜、海带、水果（香蕉、西瓜、苹果等待）、鸡蛋蛋白、牛奶、菇类等。

●男女都可吃的食物： 海鲜（如虾、海螺、蛤蜊、牡蛎、章鱼、鱿鱼）、萝卜、高丽菜、葱、豌豆等。

有益于生男孩的菜谱举例：

●虫草鸭汤

[材料和调味料] 鸭子半只，冬虫夏草2钱，盐1小匙。

[做法]

①鸭子剁块、洗净、汆烫、捞起。

②冬虫夏草洗净，与鸭块一起盛入炖锅内，再加入6碗水。

③将步骤②以大火烧开后，再转小火炖至鸭肉熟烂，最后加盐调味熄火。

[功能]

①强阳补精，补益体力。适合男子体虚、阳气不振而欲生男者，以及腰常酸痛发麻、发冷者。

②冬虫夏草是滋肺补肾的助阳良品。

●红糟鸡

[材料和调味料] 鸡腿2只，红糟2大匙，老姜1段，棉线（或缝衣线亦可）2条，酱油2大匙，糖1大匙。

[做法]

①姜洗净，切片；鸡腿剔去骨头，洗净拭干，以棉线捆卷扎紧。

②起油锅，下姜片爆香，接着下红糟炒酥。

③将步骤①和②的材料盛入锅内，再加1/2碗水和调味料，煮至鸡肉熟烂入味，即可熄火。

④等到冷却，将鸡肉取出，拆出棉线切片，再将汁液淋上即可。

[功能]

①养气益肾，帮助生男。手脚心经常发痒，长疹者宜多服用。

②红糟鸡，活血益肝肾。

15 想生女孩应怎样吃？

想生女孩，选用碱性食物来改变先生体质为碱性，选用酸性食物改变太太体质为酸性。

建议：

●男性以碱性食物为主：豆类（如青豆、大豆、红豆、豆腐等）、青菜、莴苣、马铃薯、竹笋、洋葱、香菇、花菜、海带、水果（香蕉、西瓜、苹果等）、鸡蛋蛋白、牛奶、菇类等。

●女性以酸性食物为主：奶、蛋、鱼类（鲤鱼、鱼卵、小鱼干），肉类（如牛肉、鸡肉、猪肉、马肉等）、谷类（米糠、白米、小麦等），慈姑、白芦笋等。

●男女都可吃的食物：海鲜（如虾、海螺、蛤蜊、牡蛎、章鱼、鱿鱼）、萝卜、高丽菜、葱、豌豆等。

有益于生女孩的菜谱举例：

●猪尾凤爪西红柿汤

[材料] 猪尾2只，凤爪3只，西红柿1个，盐1小匙。

[做法]

①猪尾凤爪分别洗净、剁块，汆烫捞起。

②西红柿于表面轻划几刀，再汆烫去皮，捞起切块。

③将步骤①和②的材料盛入煮锅内，加5碗水熬汤，熬至猪尾、凤爪软熟，加盐调味即可。

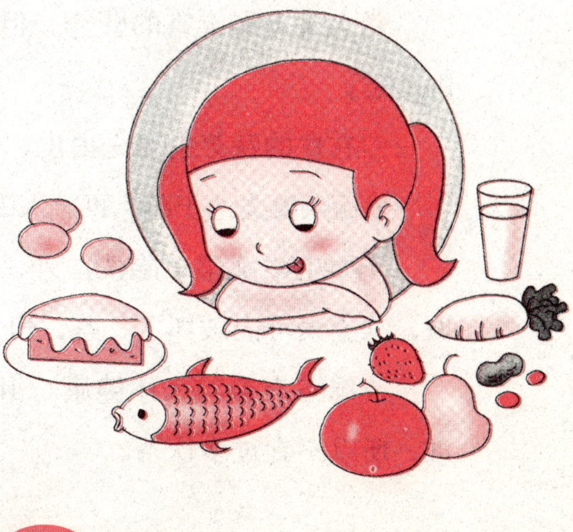

[功能] 这道汤能适度调节体质为偏酸性，且西红柿含维生素C，有益铁质吸

收，促进造血功能。

●茄汁排骨

[材料] 排骨1斤，西红柿1个，盐1小匙。

[做法]

①排骨汆烫去腥，捞起；先在西红柿表面轻划数刀，再汆烫去皮后，取出切块。

②将步骤①的材料盛入锅内，加1碗水及调味料以大火烧开，转小火煮至排骨熟烂。酌加2大匙西红柿酱，以加重口味。

[功能] 多食用鸡、鸭肉、海鲜类的酸性食物以调节体重，能增加生女的概率。

16 男性饮食上应注意哪些问题？

都市男性精液质量越来越低，若想生育一个健康的宝宝，饮食上可不能随便：

●有人把韭菜当伟哥来助性，其实韭菜农药含量特别高，很难去毒，对男性生殖危害大，尽量不吃。

●现在长得又肥又大的茄子，是用催生激素催化而成的，对精子生长有害，最好不要多吃。

●水果皮有丰富的营养，但果皮的农药含量也最高，一定要削皮吃。

●有皮的蔬菜也要先去皮，然后洗干净，再下锅。

●蔬菜要先洗干净，再放入清水中浸泡一段时间，然后下锅。

●要生吃蔬菜，除洗泡外，吃之前还要用开水烫一下，这样做，维生素可能破坏了一些，但农药的成分更少了。

●绿茶有益与人体健康，但近年来，茶叶农药含量严重超标准，所以不宜过多饮茶。

●咖啡因对男性生育有一定影响，每天饮用过多的咖啡，其危害更大。

●用泡沫塑料饭盒盛的热饭热菜，可产生有毒物质二恶英，对人体危害特别大，对男性生育产生直接影响。

●最好不要用微波炉加热饭菜。

●冰箱里烧熟的食物，吃之前一定要再热一次；否则，冰箱里的制冷剂对人体也有危害。

17 男性摄入咖啡因有助于生男孩吗？

这里所说的咖啡因的摄取，并不是指要停止平时的咖啡饮用，而是指希望生女孩时，在与妻子做爱前，尽量不要摄取咖啡因。

可以推测，咖啡因有利于精子的活动，特别是对可以发育出男孩的Y精子来说，原来的运动能力本来就比X精子强，由于咖啡因的作用，运动能力会更加提高。

咖啡因并不是只在咖啡中才含有，感冒药和保健药品中也同样含有。如果今天是预测的应该做爱的日子，想生女孩，那么晚饭后的咖啡可以不喝了。

18 女性饮食影响生男生女有哪些新观点？

(1)高热量食物易生男孩

英国科学家研究发现，婴儿性别与其母亲在怀孕之前的饮食习惯可能存在一定关联。但一些专家说，这一发现还需接受进一步研究的检验。

这项研究由牛津大学和埃克塞特大学的科学家共同完成。他们对英国700多名首次怀孕的女性进行了调查，请她们提供受孕前的饮食记录。结果发现，在怀孕前日常摄取含热量较高食品的孕妇中，56%的人后来生了男孩，而摄取含热量较低食品的孕妇生男孩的比例只有45%； 怀孕前每天早餐吃谷物的孕妇中，59%的人后来生了男孩，而很少吃或不吃早餐的孕妇生男孩的比例只有43%。

(2)吃蛤蚧易生男孩

有传闻说，台湾知名主持人小S，想生个儿子，四处寻找秘方，包括吃外貌类似壁虎的“蛤蚧”。因为按照中医的说法，蛤蚧有益精助阳的功效。但用这种方法来帮助怀男孩，缺乏可靠的科学依据，说不定还会出现一些负面结果。

蛤蚧，尤其是蛤蚧的尾部，含有较高的雄性激素，对女性性腺有一定的刺激和调整作用，可能会使女性排卵增多，如果女性在服用蛤蚧期间怀孕，胎儿出现双胞胎或多胞胎现象或许会增多。

(3)咸味食物可能易生男孩

南非比勒陀利亚大学的科学家最近在动物身上进行的一项试验发现，食用多糖食物时，产下的幼崽雌多雄少； 而血糖保持正常水平时，幼崽则雄雌比例约各占一半。研究主持人埃丽莎·卡梅伦教授表示，这项试验结果同样适用于人类。

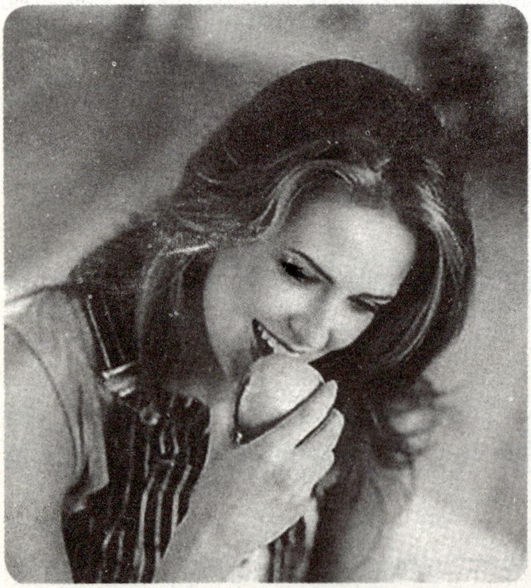

研究者表示，孩子性别是由精子中包含的一条染色体决定的，X染色体为女孩，Y染色体为男孩，男性饮食会改变携带X或Y染色体的比率。另外，饮食还会影响子宫环境，从而使之更适合携带X染色体的精子或携带Y染色体的精子。

(4)吃素、吃甜食易生女孩

英国科学家发现，吃素的孕妇比较容易生女儿。尽管目前还没有其他研究探讨孕前女性饮食对子女性别的影响，但研究发现，英国的男婴与女婴数量比例为106：100，但是吃素的女性生下儿子与女儿的比例为85：100。这项数据显示，吃素的孕妇比较容易生女儿。

同时，美国的研究人员发现，食物可以通过激素作用摆动女性生殖系统管道，使某种性别胚胎的“存活能力”更强。因此，女性饮食中糖和脂肪的含量，对胎儿的性别有一定影响。爱吃甜食的女性更易怀女孩。

(5)孕前不吃早餐易生女孩

据路透社消息，英国牛津大学所进行的一项研究首次证明，母亲的饮食习惯与胎儿性别具有一定的关系，而且摄入较多能量的妇女更有可能会生男孩。如果女性在怀孕前期只吃低热量食物或干脆不吃早餐，那么就有可能会生女孩而不是男孩。

顺便提醒：不可为了要生女孩干脆不吃早餐，这会严重影响健康和优生。

19 准父母孕前吸烟会影响生男生女吗？

如果父母都是吸烟者，并且在受孕期间也吸烟的话，他们生男孩的概率会下降近一半。父母吸烟可能把男性胎儿“扼杀”在子宫中。即使只是父亲抽烟，被动吸烟者也多生女孩。

据推测，有可能是吸烟使母亲的机体出现某种变化，例如雌激素分泌减少、子宫病变等，而男性精子中对生男孩有决定性作用的Y染色体对这种变化十分敏感，会受到“伤害”，怀上男宝宝的机会就会降低。

20 饮食控制什么时候开始？

理论上，饮食控制时间愈长，效果愈为显著。但是根据临床经验，平日饮食营养均衡者； 只需1～2周即可达成体质改变的目的，所以其成功率也就与更长期的饮食控制相差不多。所谓的1～2周，就是指从排卵日往回算的时间。由于大部分人排卵时间都在月经日算起2周以上；**所以，饮食控制法的保险时间也应选在月经来潮第1天开始实行。尤其是对于无法准备预测出排卵日者，必须进行2周的饮食控制，才能生效。因此，医学界所拟定的性别选择食谱，也就定在14天。**

对于素食者而言，由于平日拒绝食用鱼肉，所以必须花费3个月甚至6个月以上的时间，利用多吃一点鱼肉类来改善体质是必要的。不过，彻底的以酸性食物为中心，仍然在排卵2周之前就可以。

对于嗜酒者，想改变成碱性体质，酒精类(包括啤酒、威士忌)都必须从餐桌上去除，因为它们都属酸性。唯一的例外是葡萄酒(碱性)。饮食的控制，必须男女双方同时进行，才有实效。尤其是在控制饮食这段期间，要使先生的日常生活维持在一种正常的规律下。因为先生的体力若过于疲劳，不但精子数量会减少，且其活动力也会减弱，可能使性别选择的成果功亏一篑。

21 生男孩的中药药方有那些？效果如何？

中药控制生男药方(一)

[药方] 黄芪、党参、枳实、枳壳、沉香、甘草、胡桃、川芎 、玉竹、没药各二钱，肉从蓉三钱。

[服法] 将上述中药研磨成细末。月经来的第一天开始服用。

●此方在民间虽然流传已久，使用时必须由中医师辨证论治，才能依据不同体质对症调理，自行服用则可能效果不彰。

中药控制生男药方(二)

[药方] 黄芪、党参、枳实、枳壳、上沉香、粉草、胡桃、川芎、玉竹各一钱。

[服法] 将上述中药研磨成细末。月经来的第一天开始服用。

●此方在民间虽然流传已久，使用时必须由中医师辨证论治，才能依据不同体质对症调理，自行服用则可能效果不彰。

中药控制生男药方(三)

[药方] 黄芪、枳壳各三钱，沉香、胡桃、川芎、党参、 枳实、玉竹、芍药、粉草各二钱。

[服法] 将上述中药研磨成细末。月经来的第一天开始服用。

●此方在民间虽然流传已久，使用时必须由中医师辨证论治，才能依据不同体质对症调理，自行服用则可能效果不彰。

其他方法

此外，还有控制生男的三种茶饮“妙方”：

[灵加茶] 灵芝10克，刺五加8克，淫羊霍6克，冰糖适量。

[银杏叶茶] 银杏叶6克，党参10克，川芎2克，冰糖适量。

[黄耆茶] 白皮芪10克、枳壳2克、川芎2克、枸杞10克。

[服法] 将上述三味茶饮，各放入茶杯中，用沸水1升冲泡15分钟后，加入冰糖，即可饮用(男女双方均可饮用)。

此茶饮主要是补气、补力、生血、健脾。

以上各方，效果和确切依据无从查考，“民间流传已久”之说无从考证，不建议服用，或向专业医师咨询。至于茶饮，对调节身体机能会有一定的积极作用。

22 生女孩的中药药方有那些？效果如何？

三帖生女儿中药妙方如下：

[药方] 当归3钱，炙黄芪5钱，党参5钱，川芎3钱，香附3钱，益母草3钱，白芍3钱，熟地4钱，白术4钱，党参6钱，杜仲5钱，菟丝子5钱，茯苓4钱，陈皮4钱，甘草1.5钱。

服用时间：月经后第2～3天服用，5～7剂。

[药方] 当归、川芎、香附、益母草、白芍、陈皮、柴胡、牛膝各3钱，杜仲6钱，菟丝子6钱，甘草1.5钱，枳壳2钱。

服完前方，休息7天后再服下此方5～7剂。

[药方] 当归、川芎、香附、益母草、甘草各2钱，陈皮5钱。

经前一周，服用此药方3～5剂。

以上三方的效果和确切依据也无从查考，不建议服用，或向专业医师咨询。

三、性生活过程影响生男生女

23 性爱时间是否影响生男生女？

因为X精子和Y精子的生命力不同，所以性爱时间必然会影响生男生女。

随着排卵周期的循环，阴道和子宫颈部的酸碱度也随之发生有规律的变化。排卵时，子宫颈会分泌碱性黏液，所以，接近排卵日，Y精子的活力容易得到激发，容易生男孩。在离排卵日稍远时，Y精子会丧失活力，而X精子较有元气，容易生女孩。

关于如何推断女性的排卵日，控制性爱时机，下一节将专门作详细介绍。

24 阴道酸碱度会影响生男生女吗？

从精子酸碱度的适应情况，可以判断，阴道酸碱度必然会影响生男生女。

阴道是从阴道入口到子宫为止大约9厘米的部分。内部有黏膜覆盖，皱褶很多，为了防止病原菌侵入，在一般情况下阴道是酸性的。

精子讨厌酸性，所以进入阴道时活动变迟钝，但具体到X精子与Y精子，它们对酸性的反应又有不同。如果处在酸性液中同样的时间，则Y精子比X精子更早更快丧失活力。

所以阴道是碱性时，Y精子能活泼的运动，与卵细胞结合的机会大增，此乃生男的先决条件； 阴道呈酸性时，X精子则较为活泼，生女孩的概率自然大增。

25 怎样用重碳酸钠冲洗法生男孩？

以重碳酸钠冲洗法控制生育，首先由德国伍答伯加提出。起初，他采取重碳酸钠溶液清洗阴道的方法，来治疗不孕症患者。结果，他发现那些接受治疗者产下的婴儿大多是男性。而且，在第一年的治疗当中53例成功例子竟然全部生下男孩；而后的追踪也大抵出现相同的趋势。于是伍答伯加作出了以下的结论：

“阴道是碱性时，Y精子能活泼地运动，与卵细胞结合的机会大增，此乃生男的先决条件；相反的，阴道呈现酸性时，X精子则较为活泼，生女机会自然大增。”性交前以重碳酸钠清洗阴道的目的是造成一个碱性环境，以提高生男机会。伍答伯加理论一经提出后的确造成了相当大的轰动，许多学者暗中研究追踪其正确性；想生男孩的妇女也到医院求助，或自己到药房购买重碳酸钠治疗。

经过多年来的观察后，了解某些碱性物质例如氢氧化钠、氨等会造成阴道黏膜的伤害，不适于作冲洗之用；所以，仍以重碳酸钠最为合适。重碳酸钠的使用方法如下：

准备一个纯净的阴道冲洗器。

注入约200毫升的温水。

加入一小匙购自医院或药房的重碳酸钠。

性交前15分钟，以冲泡好的重碳酸钠溶液清洗阴道2～3分钟。

另外，一种较简单的方法是用脱脂棉沾取重碳酸钠高浓度液。塞入阴道2～3分钟亦可。

最近发展出一种可改变阴道酸碱度的“绿色冻膏”，也有令人满意的效果出现。

26 怎样用醋酸溶液冲洗法生女孩？

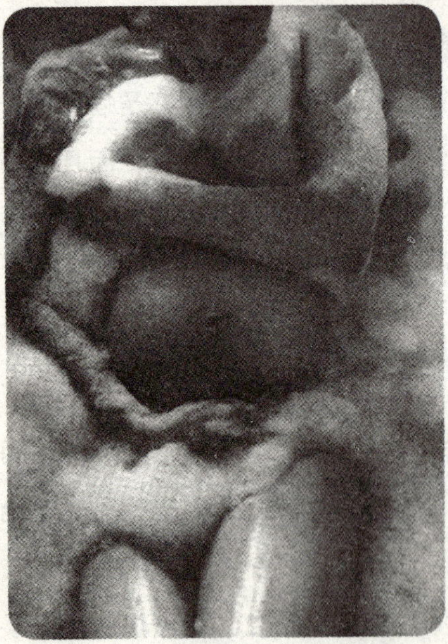

以醋酸溶液冲洗阴道，造成一个酸性环境，使Y精子数量减少，则可增加生女机会。其做法如下：

准备一个纯净的阴道冲洗器。注入约200毫升的温水。放入一小匙的醋(食用醋不论哪一种类皆可使用)。

于性交前15分钟，冲洗阴道1～2分钟。

由于生育女孩的时刻在排卵日前2日行房最好，此时阴道虽倾向酸性，但比普通状态还弱，所以以冲洗的食用醋清洗，强化酸度是必需的。

27 性高潮能控制生男生女吗？

阴道平常酸度为pH4～5.6。随着前奏，阴道酸碱度逐渐倾向碱性。阴茎插入开始第一次高潮时，阴道的酸度为pH6.4，仍在酸性范围内。第二次高潮时，阴道内pH值会提高至7.2。这代表其酸度已逐渐成为中性了。假若在第三次高潮后射精。此时，阴道的pH值会升至8.4～8.8，这是一个碱性环境。然后，急速转变成酸性。

由此可以指出，**假如丈夫在太太第二次高潮时射精，将有90%的机会可受孕生男。这是由自然的高潮兴奋来取得阴道的酸碱度，来达成生儿育女选择的一种方法。**

但是，后来的学者进一步发现，阴道的酸碱度在高潮期间的变化因人而异。有的女性即使先生是在自己第二次，甚至是在第三次高潮才射精，也无法达成生男儿的愿望。原因是她的阴道永远处于强酸性状态。所以，利用自然高潮来控制阴道酸碱度，仍有其缺陷。于是，谢特尔博士提出以溶液作阴道冲洗来改变其酸碱度作性别选择的建议。

28 怎样判断女性出现性高潮?

当女性被男性紧紧拥抱时，由于兴奋，就自然闭住了气息，而显得呼吸急促、气喘吁吁。阴茎可感到阴道肌肉出现节律性收缩后又突然收紧，收紧后又突然松弛，说明女方刚出现性高潮。

当女性觉得满足时，身体出冷汗也是性高潮的一个特征。此时，男方只要搂抱一下女方的身体就会知道。如果是凉丝丝的，就是发汗的特征。如更兴奋，往往会汗水淋漓地紧紧拥住棉被，任汗水湿透被单、衣裳。

性交进入高潮时，女子会达到忘情的程度，身体不由自主地绷紧，闭上眼睛，心荡神驰，四肢瘫软或扭动不止。

29 做爱频率会影响生男生女吗？

做爱频率是会影响生男生女的。如果性行为频繁，比如2～3天行一次房，精液浓度会受到稀释，Y精子的数量就会减少，这时X精子比较容易得到与卵细胞结合的机会，所以易生女孩。反之，减少性生活次数，如7～10天行房一次，可提高精液浓度和性接触的敏感度，Y精子数量多，与卵细胞结合的概率大，这时易生男孩。

30 环境温度如何影响生男生女？

天气太冷，懒得做爱；天气太热，做爱会流汗。但为了订做一个“他”或“她”，不管再怎么累都要赤裸上阵、博命演出。

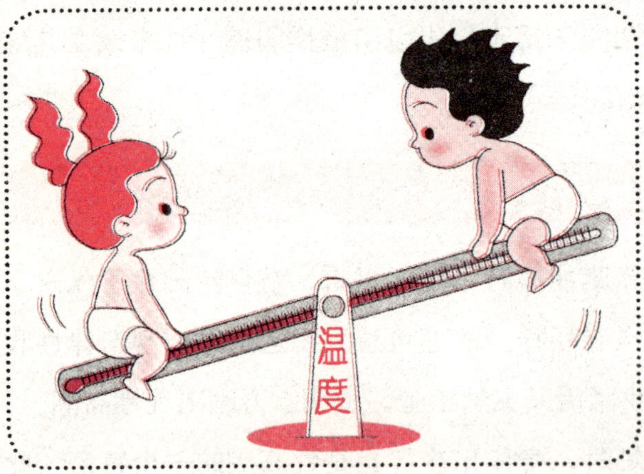

受精卵结合前一个月期间的环境温度，也就是你和妻子“成功”做爱之前的一个月所处的环境温度，是影响宝宝性别的重要因素。通常温暖环境容易孕育男孩，而低温环境就容易孕育女孩。

究其原因，是因为：

温暖环境有利于Y精子的活动，降低生女孩的概率；而低温则会影响Y精子的活动，从而生男孩的概率会降低。

但是，温度过高，不利于精子的生成，造成精子数目减少，Y精子先死掉，反而容易生女孩，严重的还可能导致暂时不孕。

31 性爱姿势影响生男生女吗？

根据X精子和Y精子的活力和对生殖道环境的适应能力不同，可以判断，性爱姿势及深浅影响生男生女。

如果射精位置浅，则精子到达子宫的时间就比较长；相反，射精的位置深，精子即可早点到达子宫。

所以，若想生男，性交时将精液射到阴道深部，这样有助于Y精子在宫颈附近出现，降低它长途跋涉穿越宫颈黏液的困难；若想生女，将精液射到阴道浅部，有意增加Y精子长距离穿越困难，使X精子遥遥领先，抢先和卵细胞结合。

采用体位不同的性爱姿势是影响生男生女的方法之一。本书后面还将有具体的论述。

四、确知排卵日控制生男生女

32 确知排卵日如何控制生男生女？

接近排卵日，子宫颈会分泌碱性黏液，所以，此时Y精子的活力容易得到激发，容易生男孩。离排卵日越远，Y精子在等待中会丧失活力，而X精子相对更有元气，容易生女孩。所以想选择生男孩或女孩的人，最重要的就是要知道自己的排卵日，然后就可通过选择性交的时间来控制。

根据上面的论述，想生男孩时，应该选在排卵日进行性交。想生女孩时，则在排卵日前2～3天进行性交。这是生男生女的基本方法。

至于如何确知排卵日，有多种方法，如生理周期法、基础体温法和宫颈黏液法等，下面就给大家详细介绍。

33 什么是月经周期？周期时间多长？

月经，又称作月经周期，是具有生育能力的妇女生理上的循环周期。

从月经来潮的第一天起至下次月经来潮的前一天止，称为1个月经周期。一般为28～30天，但因人而异，也有23～45天甚至更长。只要有规律，一般都属于正常月经。出血的时间一般为2～7天，每一次月经出血总量不超过100毫升。

月经周期正常的妇女，一般每个月经周期排卵 1 次，且排卵时间亦有规律。如果月经周期不准，内分泌失调，则排卵时间也难以确定。

34 月经是如何形成的？为何会周期性变化？

女性生殖系统的生理特点之一，是它的周期性变化，而月经是这个周期变化的重要标志。月经周期主要是由下丘脑-垂体-卵巢三者之间的相互作用来调节的，下丘脑调节垂体的功能，而垂体又调节卵巢的功能。

子宫内膜在卵巢激素的作用下，发生周期性的变化。卵巢产生的性激素，反过来又作用于下丘脑和垂体，影响促性腺激素释放激素、促卵泡激素和促黄体生成激素的释放，即所谓反馈作用；抑制其释放时称为负反馈，促使其释放时称为正反馈。

正常月经周期血液内激素的变化与卵巢、子宫内膜的关系如下：在前一月经周期黄体萎缩后，雌激素和孕激素的分泌量随之下降，解除了对下丘脑及垂体的抑制。下丘脑产生的促性腺激素释放激素通过垂体门静脉系统进入垂体前叶，促使促卵泡激素和促黄体生成激素的分泌及释放。在促卵泡激素和促黄体生成激素的协同作用下，卵巢中卵泡逐渐发育成熟，并产生雌激素，使子宫内膜发生增生期变化。卵泡发育成熟后，体内雌激素出现第一个高峰。

雌激素分泌量增多，对下丘脑、垂体产生反馈作用，抑制促卵泡激素的产生，促进促黄体生成激素分泌增多，出现促黄体生成激素峰，触发了排卵。排卵后黄体形成，分泌雌激素和孕激素，在它们的共同作用下，子宫内膜发生典型的分泌期变化。排卵后，雌激素水平暂时降低，随后又出现第二个较低的高峰。

黄体分泌的大量雌激素和孕激素，通过负反馈作用，抑制下丘脑、垂体，使促卵泡激素和促黄体生成激素分泌减少，黄体开始萎缩。黄体萎缩后，雌激素和孕激素分泌随之下降，子宫内膜得不到性激素的支持，发生坏死、脱落而月经来潮。黄体萎缩后，也解除了对下丘脑、垂体的抑制，使促性腺激素释放激素再分泌，而开始了另一个月经周期。

35 排卵有什么规律？与月经周期有何关系？

正常情况下，女子出生后，两侧卵巢内已经储存了10万多个未发育的“卵泡”，但女子一生中只有400～500个卵泡发育成熟，其余的便自行退化了。发育成熟的卵泡，则由卵巢排出，这时称为“卵细胞”，卵细胞有受精能力。

排卵是有一定规律的，每次月经后，卵巢中有数个卵泡同时发育，但发育成熟通常只有一个卵泡，其余处在不同发育阶段的卵泡则自行退化。通常，排卵在一个月经周期中只发生于某一天。

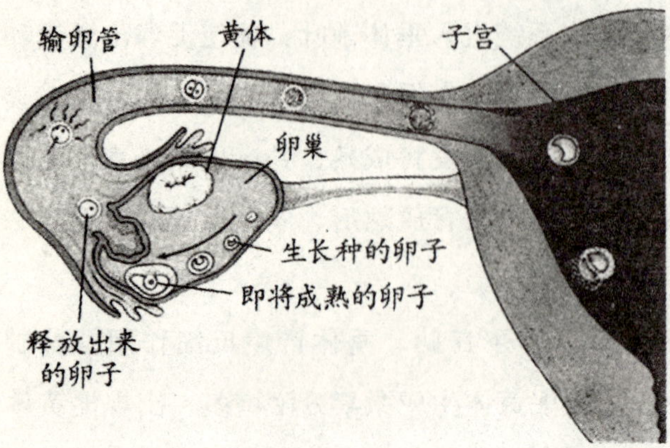

妇女的排卵日期一般在下次月经来潮前的14天左右（即从下一次月经的大概日期向前倒数14天），每月有一个卵细胞排出（少数一次排二个或二个以上的卵细胞）

两个卵巢是交替排卵的。离开卵巢的卵细胞在12小时之内受精能力最强，而男子的精子在女子的生殖道内可维持2～3天的授精能力，故在卵细胞排出的前后几天里性交容易受孕。

一般情况下，排卵和下一次月经之间的间距变化不大。所以，月经周期的长短取决于周期开始到排卵的时间变化。

36 如何由月经周期推算排卵日？

根据排卵和月经间的关系，可以按月经周期来推算排卵期：

从下次月经来潮的第1天算起，倒数14天或减去14天就是排卵日，排卵日的前5天和后4天，连同排卵日在内共10天称为排卵期，

因为在排卵期内性交容易受孕，所以排卵期又称为易受孕期。在排卵前的3天内和排卵发生后的1天内发生性交，最容易怀孕，所以称为最易受孕期。

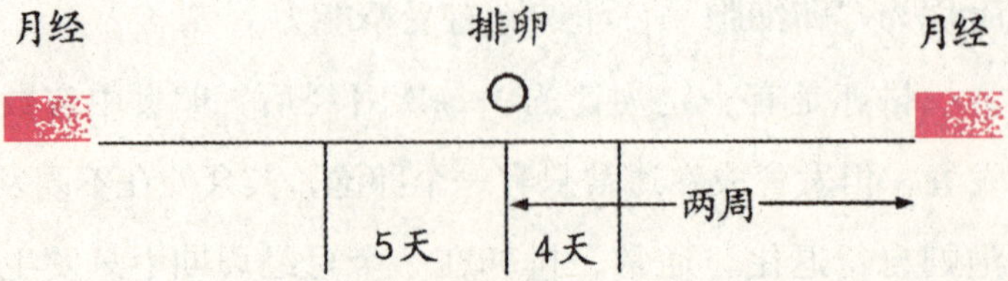

例如，某女性的月经周期为28天，本次月经来潮的第1天在12月2日，那么下次月经来潮是在12月30日（12月2日加28天），再从12月30日减去14天，则12月16日就是排卵日。排卵日前5天和后4天，也就是12月11～20日为排卵期。

下表是月经周期规则的女性，不同月经周期中的排卵日、易受孕期、最易受孕期。

不同月经周期的排卵日及受孕日期表

月经周期	排卵日	易受孕期	最易受孕期
24天	月经来潮的第11天	月经来潮的第6～15天	月经来潮的第8～12天
25天	月经来潮的第12天	月经来潮的第7～16天	月经来潮的第9～13天
26天	月经来潮的第13天	月经来潮的第8～17天	月经来潮的第10～14天
27天	月经来潮的第14天	月经来潮的第9～18天	月经来潮的第11～15天
28天	月经来潮的第15天	月经来潮的第10～19天	月经来潮的第12～16天
29天	月经来潮的第16天	月经来潮的第11～20天	月经来潮的第13～17天
30天	月经来潮的第17天	月经来潮的第12～21天	月经来潮的第14～18天
31天	月经来潮的第18天	月经来潮的第13～22天	月经来潮的第15～19天
32天	月经来潮的第19天	月经来潮的第14～23天	月经来潮的第16～20天
33天	月经来潮的第20天	月经来潮的第15～24天	月经来潮的第17～21天
34天	月经来潮的第21天	月经来潮的第16～25天	月经来潮的第18～22天
35天	月经来潮的第22天	月经来潮的第17～26天	月经来潮的第19～23天

实际操作时，一般根据以往12个以上的月经周期记录，来推算出目前周期中的排卵期：

- 以往最短周期天数－19＝排卵前“不易受孕期”的末一天。次日就是“易孕期”的第一天。
- 以往最长周期天数－10＝排卵后“易孕期”的末一天。

例如，某一育龄妇女前8个月的月经周期最长为30天，最短为28天，代入公式为：

“不易受孕期”的末一天＝ 28天－19天＝ 9天

“易受孕期”的末一天＝ 30天－10天＝20天

即，这位妇女的“易孕期”开始于本次月经来潮的第9天，结束于本次月经来潮的第20天。找出“易孕期”后，如想怀孕，可从“易孕期”第一天开始，每隔一日性交一次，就有可能怀孕。如不想怀孕，就要错过“易孕期”过性生活。

37 什么是基础体温？

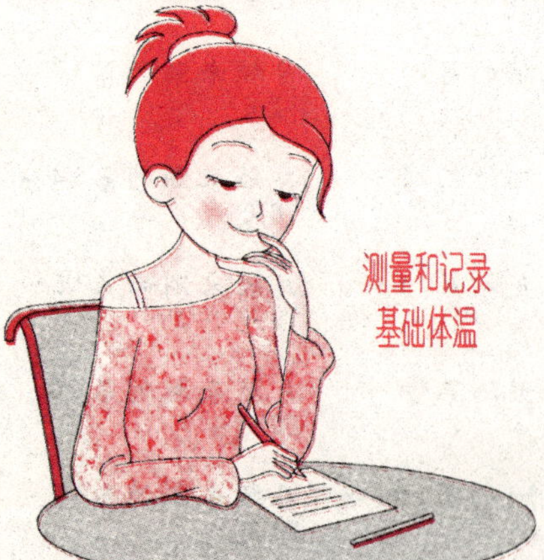

基础体温是指人体在较长时间的睡眠后醒来，尚未进行任何活动（如起床、说话或进食等）之前所测量到的口腔体温。一日当中，清晨醒来时是测量基础体温的最佳时机。基础体温是人体一昼夜中的最低体温。

基础体温男女都有，但男性体温没有什么变化，始终呈单相状态。女性的生殖激素比较复杂，总是在不断变化，所以基础体温就会出现波动。波动以排卵日为分界点，呈现前低后高的状态，也就是所谓的双相体温。每个月都能够测到双相体温的姐妹们是很幸运的，说明内分泌很正常。

正常育龄妇女的基础体温的波动与月经周期相关，呈周期性变化。这种体温变化其实就是排卵引起的。正常情况下，排卵前的基础体温较低（36.6℃以下），排卵后因卵巢形成黄体，黄体分泌孕酮会使体温上升0.3～0.5℃或更高一些。高温期约持续12～16天（平均14天）。若没有怀孕，黄体萎缩停止分泌孕酮，体温下降，回到基本线，月经来潮。若已经怀孕，因黄体受到胚胎分泌激素的支持，继续分泌孕酮，体温持续高温。若卵巢功能不良，没有排卵也没有黄体形成，体温将持续低温。

把每天测量到的基础体温记录在一张体温记录单上，并连成曲线，就可以看出，女性月经来潮时，基础体温为低温；在低温期的最后一天，体温会突然急剧下降，于次日再上升（上升0.3～0.5℃甚至更高），进入高温期。这种前低后高的体温曲线称为基础体温曲线，表示卵巢排卵，而且排卵一般发生在体温上升前或由低向高上升的过程中。体温急剧下降的一天就是排卵日。排卵后的基础体温，将持续高温，直到下一次月经的第一天下降0.3～0.5℃，然后就开始了一个新的月经周期。体温变化与月经周期的关系见下图。

38 怎样测量和记录基础体温？

测量、记录基础体温的方法虽然简单，但要求严格，还需要长期坚持。

(1)准备体温计和记录基础体温的记录单

准备一支专门的基础体温计。基础体温计与一般体温计不同，显示温度最好能精确到0.05℃。同时准备一张记录基础体温的记录单（如没有这种记录单，也可用一张小方格纸代替）。

每晚临睡前把体温计上的水银柱甩到35℃以下，并把它放在床头柜上或枕头边，以便使用时随手可取。如果起床拿体温计，就会使基础体温升高，使这一天的体温数值失去意义。

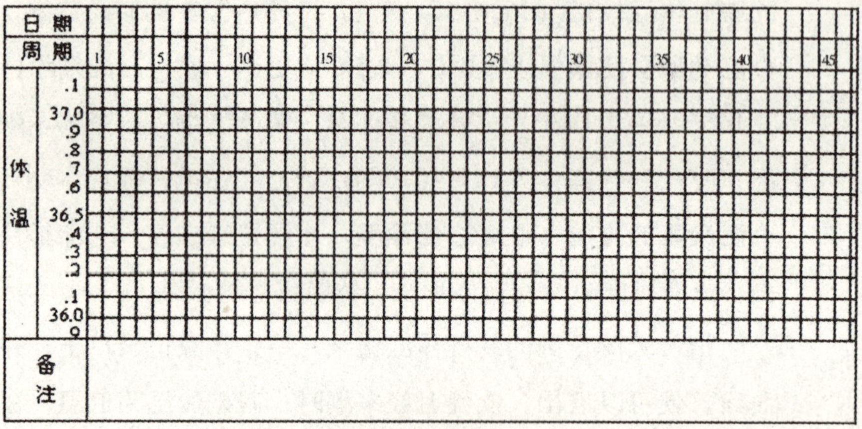

基础体温记录单

(2)测量和记录

从月经来潮第一天开始，每天按时测量。

每日清晨起床前，在不说话和不做任何活动的情况下，把体温计放在舌下5分钟，然后把测量到的体温度数记录在体温记录单上。

对于做中班和夜班的妇女，可以把测量基础体温的时间放在每次睡觉4～6小时初醒的时候。

记录时，要在备注栏填写感冒、发热、倦怠、浮肿、睡眠不足、与平常不同的起床时间、饮酒、腰痛、下腹痛、乳房肿胀、注射或内服药、旅行等事项。这些因素往往容易影响基础体温，测量时要注意，同时要特别标记说明。

39 怎样绘制自己的基础体温曲线？

从月经来潮的第1天开始，将每天所测量到的体温度数用小点画在相应的体温记录单的格子中，一直到下次月经来潮的前一天为止。最后将各个小点用直线按顺序连接起来，就成为1个月经周期的基础体温曲线。绘制方法：

- 横坐标是日期，每天一格。如果你的月经周期比较长，可以多做些格子。
- 纵坐标是温度，可以从35.5℃开始，由下向上逐渐升高，每0.1℃升高一格，最高到39℃就足够了。
- 在横坐标的最下面，多留出一点空白，用来记录相应日子发生过的对体温有影响的事件，如饮酒、感冒、紧张、熬夜等。
- 将每天早上醒来，在尚未进行任何活动前测量体温，标记在记录表上，并描成温度变化曲线。

40 怎样根据基础体温推断排卵日？

(1)双相型体温曲线

正常排卵的女性，以排卵日为界从月经来潮日至排卵日为低温期；从排卵日至下一个月经来潮日体温升高0.3~0.5℃，为高温期，持续约2周。基础体温曲线以排卵日为界，呈低温期和高温期的双相型体温曲线，排卵日体温最低。

排卵一般发生在体温上升前或由低向高上升的过程中。排卵日前后共10天**排卵期**，最容易怀孕的时间是排卵日的前4天和后3天。从基础体温升高后第4天直到下次月经来潮为排卵后**安全期**。

严格地说，最容易怀孕的时间是排卵前2天至排卵后1天，由于可能存在两天误差，所以一般按上面的时间计算。

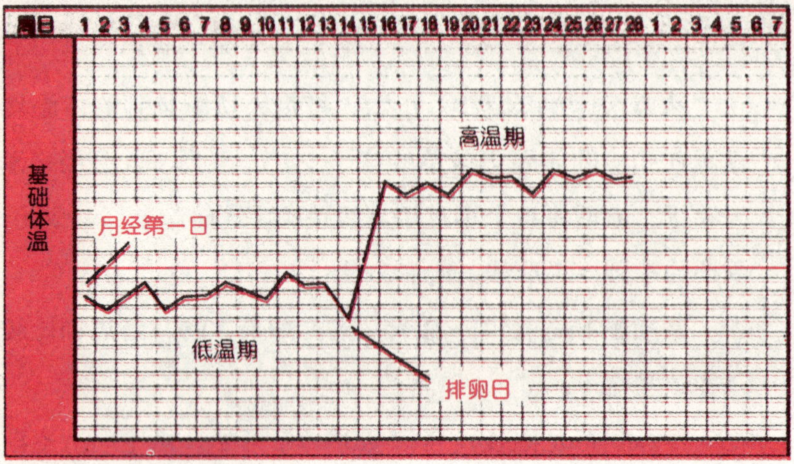

(2)不典型双相型体温曲线

体温曲线前低后高。同正常双相型体温曲线相比，出入较大，没有特别明显的低温临界点。

如果持续性体温升高维持不了14天，说明黄体过早萎缩；如超过18天，则提示有怀孕可能；如体温升高的维持时间正常，但体温上升的幅度小不足0.4℃，表示黄体发育不良，分泌孕酮量不足。

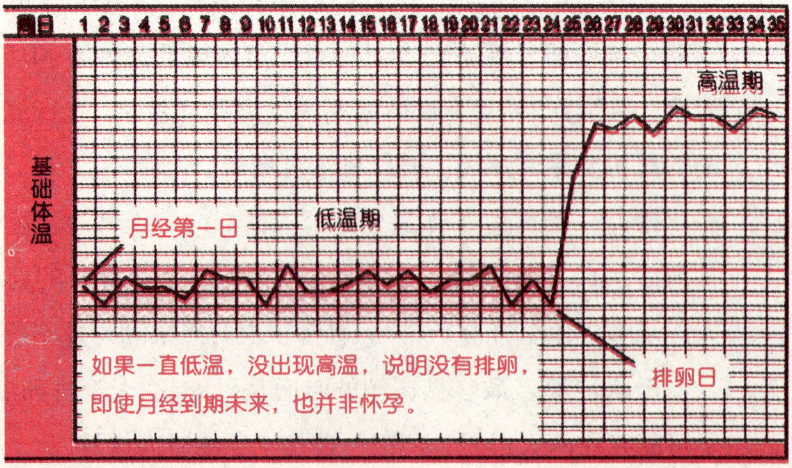

(3)单相型体温曲线

体温曲线没有低温期和高温期的区别，基础体温有小幅度波动，但无持续性升温，不能描绘成双相型的体温曲线。

这是无排卵者的基础体温，卵巢发育，但不排卵。

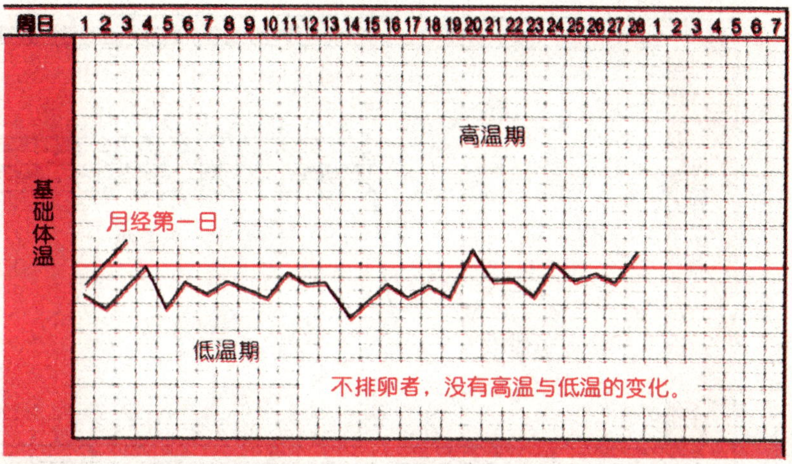

(4)未怀孕的基础体温曲线

未怀孕的基础体温曲线为双相型，但基础体温到下一次月经的第一天下降0.3～0.5℃。

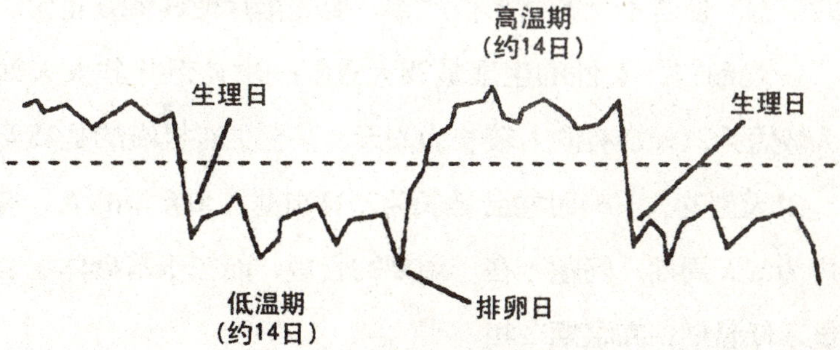

未怀孕的基础体温曲线

(5)怀孕的基础体温曲线

基础体温曲线为双相型，但高温期持续2周以上，这时，你需要到医院检查一下，因为你有可能是怀孕了。

高温期持续至16天，怀孕的可能性可高达为97%；而达到20天时，怀孕的可能性为100%。如果你已经怀孕了，要保留好你的基础体温记录，第一次产前检查的时候要带上它，它可以提供推测预产期的最准确依据。

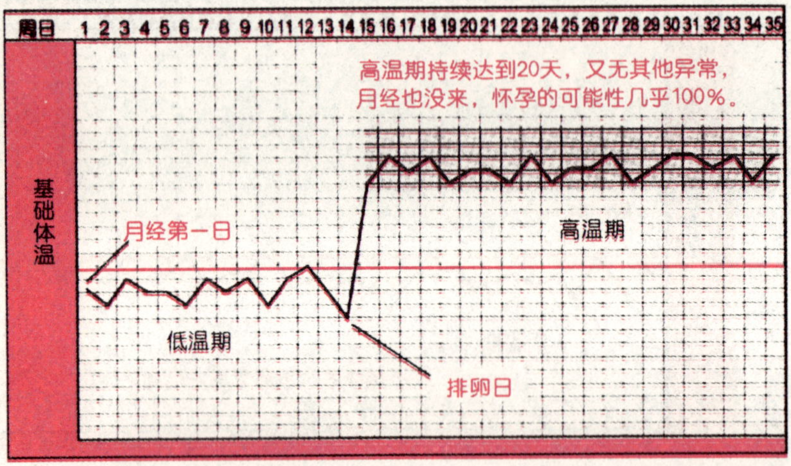

41 生理失调如何根据基础体温推断排卵日？

生理不顺的女性如果很有耐心地测量基础体温，就可以发现大致的形态。但若不顺的情形很严重，要先治疗使其恢复正常。

一般而言，女性的生理是28天重复一次，但并非人人如此。有的人较短为21天，有的人较长为30天，甚至更有极端的是45天。

21天型的人，有时候会延长为25日周期；30天型的人，有时候会缩短为28天周期。问题不在于周期的长短，而在于基础体温表是否能够显示低温期、高温期二相。

一般人认为排卵日是指持续低温期移到高温以前，体温下降的时候。不过也有特殊的例子，有的女性并不适用于这种一般的理论。从低温期移到高温期，可能在过了2～3天以后，温度骤降，这才是排卵日。100人中，大约有4～5人会出现这样的例子。

有的人则没有高温期，这时就必须考虑没有排卵，并且要和指导医师商量，进行促排卵的治疗。

但是排卵日并非只靠基础体温表来判断的，因此不必为此而感到烦恼。只要以正确的测量方法，养成记录基础体温表的习惯即可。只要正确地测量，原本零乱的曲线也能够变得很整齐。

42 什么是宫颈黏液？

人体有各种各样的分泌液，各有其独特的性能，为保持身体的完好与健康，发挥着自己的“小螺丝钉”作用。这其中，以子宫颈黏液（简称宫颈黏液）最神奇并富有变幻色彩。

子宫颈黏液的产量是多少？以一个健康的非怀孕的生育年龄妇女而言，排卵前期及排卵期每天产生600～700毫克，而其他日子每天仅产生20～60毫克。为何有如此大的差异？这是人类进化过程中赋予妇女的神圣使命所决定的。

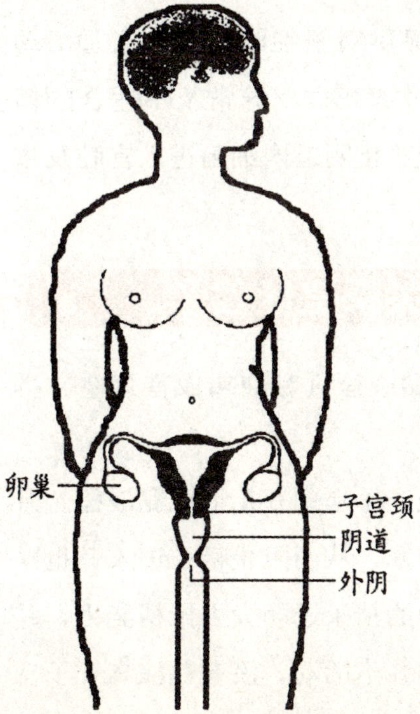

子宫颈（简称宫颈）位于子宫下部，突出于阴道内，由致密结缔组织构成，是精子从阴道进入子宫的通道。子宫颈管长2.5～3.0厘米，管腔呈纺锤状，内有100多个葡萄状的凹陷，故腔面呈羽毛状高低不平。排卵期，由于大量雌激素的作用，颈管口可由1毫米张大至3毫米，由黏液丝形成的网孔间隙由6～10微米扩大至60微米，以便精子穿过。

子宫颈管内膜（黏膜）坚实而紧，形成多数棕榈状的皱襞。其内膜含有黏液腺（多分支腺体），能分泌碱性黏液，所分泌的黏液受卵巢激素的影响有周期性的改变。上图是宫颈黏液分泌示意图。

宫颈黏液的黏度与分泌量随着体内雌激素水平的高低而改变。排卵前后，宫颈分泌的黏液量可由原来的20～60毫克/日增至600～700毫克/日。排卵期，在高水平雌激素的作用下，宫颈分泌物量多而稀薄，黏性小，为水样的清澈液体，呈碱性，延展性好（黏液拉丝试验出现长的黏丝），适合精子穿透，可以保护精子，使精子很顺利地通过子宫颈进入子宫腔内。与此同时，精子还能从子宫颈黏液中摄取养分，增加其活力，促进精子与卵细胞结合。排卵后，在孕激素作用下，宫颈黏液减少而黏稠，并可在子宫颈管内形成黏液栓（黏液塞或宫颈塞），使宫颈与外界分开，产生保护作用，不利于精子通过子宫颈。

宫颈黏液营养丰富，成分复杂，有人体必需的钠、钾、钙、镁等离子和多种微量元素，有蛋白质、氨基酸，还有丰富的酶。它是精子存活良好的培养基，可提供精子细胞能量来增加活动力。它不仅可贮存精子，也可以过滤死亡、异常及不适合的精子，其作用有如一生物滤过器，能防止阴道内细菌进入宫腔及增强精子的生存力。

43 宫颈黏液栓与生理周期的关系是什么？

月经来的第一天，子宫颈的黏液栓（黏液塞或宫颈塞）排出，开始排经。

月经快结束时，月经流动减轻，子宫颈开始形成黏液栓。月经完后，狭窄的子宫颈即被黏液堵塞，从而阻止精子进入，也保护机体不受感染。被阻止于阴道内的精子迅即失去授精能力，并被周围细胞所破坏。此阶段，卵巢并不活动，没有黏液离开子宫

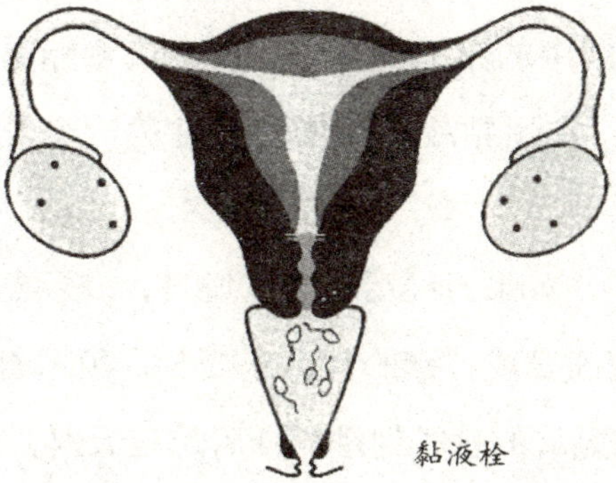

颈，外阴感到干燥，也看不到黏液。

月经干净三天后，子宫颈分泌宫颈黏液，黏栓开始溶解。宫颈黏液继续增多，外阴可形成黏液丝，进一步发展后，外阴有滑溜感觉。到排卵日，外阴处感觉滑溜和肿胀，分泌的宫颈黏液量多而稀薄，黏性小，为水样的清澈液体，呈碱性，延展性好（黏液拉丝试验出现长的黏丝）。

排卵日后第一天，外阴处不再感觉滑溜和湿润，卵细胞存在，开始形成黏液栓，排卵日后第二三天，外阴不再湿润或滑溜。排卵日后第四天，子宫颈被黏液栓堵塞，卵细胞死亡。没有受孕可能。直到黏液栓排出，允许排经，进入下一个月经期。

44 宫颈黏液有哪几种类型？

随着排卵和月经周期的变化，宫颈黏液的量和性质也跟着发生变化。在1个月经周期中，先后出现不易受孕型、易受孕型和极易受孕型3种宫颈黏液。

(1)不易受孕型宫颈黏液

又称阴部“干燥期”。为月经周期中的早期黏液，在月经干净后出现，持续3天左右。这时的宫颈黏液少而黏稠，外阴部呈干燥状而无湿润感，内裤上不会沾到黏液。

阴部“干燥期”，阴部感觉干燥。这种感觉的天数在每个周期里可发生变化。在长周期里可能天数很多，在短周期里可能很少，甚至没有。

(2)易受孕型宫颈黏液

这种黏液出现在月经周期中的第9～10天以后，随着卵巢中卵泡发育，雌激素水平升高，宫颈黏液逐渐增多，稀薄，呈乳白色这时外阴部有湿润感。

干燥感结束表明黏液开始。如果月经后没有干燥日，表示黏液已经开始。分泌物由保持不变而变成“别的什么东西”，预示着可孕性。妊娠可发生在排卵前有黏液的日子到排卵日后的三天内。

(3)极易受孕型宫颈黏液

排卵前几天，雌激素进一步增加，宫颈黏液含水量更多，也更加清亮如蛋清状，黏稠度最小，滑润而富有弹性，用拇指和食指可把黏液拉成很长的丝状（可达10厘米以上），这时外阴部感觉有明显的湿润感。一般认为分泌物清彻透明呈蛋清状，拉丝度最长的一天很可能是排卵日，在这一天及其前后各3天为排卵期。

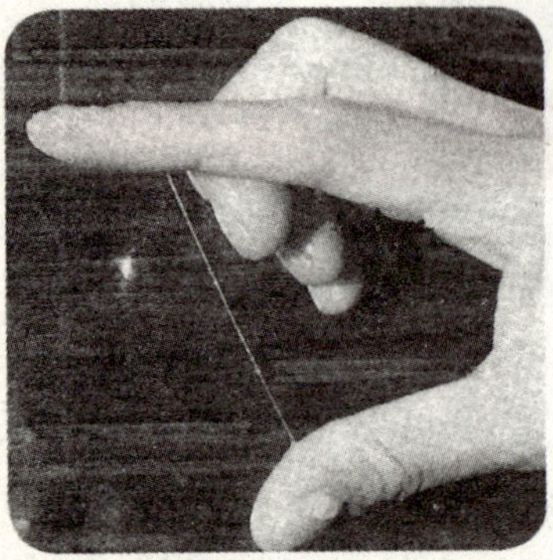

排卵日里可见清晰的线状黏液，外阴肿胀，留下滑溜感。排卵日外阴没有润湿或滑溜感。排卵日后一天黏液变成浑浊和黏滞，或者干脆消失，在外阴留下干燥的感觉。第二或第三天同样有浑浊和黏滞的黏液或没有黏液而干燥。排卵日后的这三天里性器官的接触可导致妊娠。

排卵日和下一次月经开始之间的间隔期为两个星期。不可孕期从排卵日后的第四天重新开始，如果从这天起有任何黏液分泌的话，一般都浑浊和黏滞，卵细胞已死亡。

卵巢排卵后，黄体形成并产生孕激素，从而抑制子宫颈细胞分泌黏液，所以宫颈黏液又变少而黏稠，成为不易受孕型宫颈黏液，直到下次月经来潮。下个月经周期宫颈黏液又出现上述这种变化。

45 怎样根据宫颈黏液推算排卵日？

一个月经周期是从月经的首日开始，至下一次月经开始前终止。它的时间可长可短。当妇女走动时，能知道何时月经开始，她感到外阴湿润；当她查看外阴时可看见血液。同样，开始有黏液时，她感到有黏液的存在，也感到黏液有时起变化。感觉和外观都有改变。精子可存活于黏液中，黏液可告知妇女何时能受孕、何时不能受孕。

(1)宫颈黏液的观察

观察宫颈黏液，每天需要数次。一般可利用起床后、洗澡前或小便前的机会用手指从阴道口取黏液（不需要用手指伸进阴道）。阴道内始终是湿润的，如果伸进阴道，可能会误将阴道分泌物当作宫颈黏液），观察手指上的黏液外观、黏稠程度以及用手指做拉丝反应等几方面检查。

经过2个以上月经周期的观察，就可以掌握自身的宫颈黏液分泌规律和排卵期。一旦发现外阴部有湿润感及黏稠的黏液有变稀的趋势，黏液能拉丝达数厘米以上时，就应认为处于受孕期（排卵期），直到稀薄、透明，能拉丝的黏液高峰日过后第4天，才能进入排卵后安全期。

(2)观察和记录

排卵前几天内，站立活动时宫颈黏液即流至外阴。黏液可在外阴观察：

- 整天感觉外阴的变化；
- 不时直接观察可见到的黏液。

每晚记录观察结果，可显示妇女的可孕与不可孕状况。

记录表格如下：

周期天数	感觉和描述	分析
1		
2		
3		
4		
5		
6		
7		
8		
9		
10		
11		
12		
13		
14		
15		
16		
17		
18		
19		
20		
21		
22		
23		
24		
25		
26		
27		
28		
29		
30		

观察记录表

周期天数	分泌物的感觉和外观	分析
1	湿润	月经期
2	湿润	
3	湿润	
4	干燥点滴	
5	干燥点滴	
6	干燥	不受孕
7	干燥	
8	干燥	
9	干燥	
10	不再干燥	可受孕（黏液逐渐成为滑溜） 仍可孕，黏液不再湿
11	湿润浑浊	
12	湿润浑浊拉丝	
13	滑溜清澈拉丝	
14	滑溜清澈	
15	滑溜清澈，排卵日外阴肿胀	
16	干燥	润或滑溜 不受孕，卵细胞已死亡，黏液不再湿润或
17	黏滞不透明	
18	黏滞不透明	
19	干燥	滑溜。排卵后11～16天（黄体期）出现月经。月经前感觉湿润是正常的。
20	干燥	
21	黏滞浑浊	
22	黏滞浑浊	
23	湿润浑浊	
24	湿润浑浊	
25	干燥	
26	干燥	
27	干燥	
28	干燥	
29	湿润	
30	湿润	

46 推算排卵日的其他方法还有哪些？

知道排卵日的方法，还可以进行尿液检查，确认是否分泌胚胎雌激素，也是一种方法。如果分泌，就表示是排卵日了。

利用超声波断层法，观察卵巢的大小，测定卵泡的大小，也可以推测何时排卵，通常卵泡为2～3厘米大，接近排卵日时，会逐渐增大，在排卵日二天前，为1.8厘米左右。排卵日当天增大为2厘米时。这一天就是排卵日，不久以后卵细胞就会飞出。

此外，还可以使用排卵药签或试纸进行测试。每个月经周期，尿液中的黄体生成激素(LH)会在排卵前24～48小时内出现高峰值，通过排卵试纸反复测试，就能准确地检测到LH的峰值时间，从而基本推算出排卵日。

五、人体状况影响生男生女

47 什么是人体节律？三节律变化规律如何？

科学家研究发现，人从他诞生之日起，直至生命终结，其自身的体力、情绪和智力都存在着由强至弱、由弱至强的周期性起伏变化。人们把这种现象称作生物节律——人体生物钟，或生物节奏、生命节律等。其实，这里所说的体力、情绪和智力“三节律”，只是人体生物节律的一个重要部分，其他如人在一天24小时内感官敏锐程度、温度、血压等有规律的周期性变化，也是人体生物节律的一部分。

研究表明，人体的自然节律实际上控制着人体的各项功能，而影响人的最重要的是体力节律、情绪节律和智力节律。人体的体力、情绪和智力这三种生物钟统称为人体（生物）三节律。人体三节律，从人一降生时起就分别按照各自的曲线，有规律地周期性波动着。

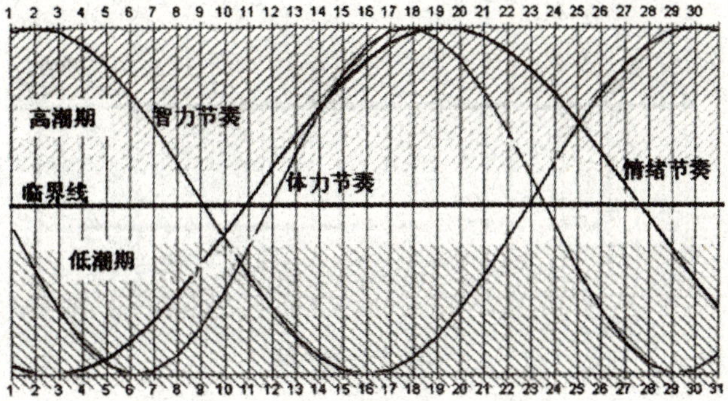

人体生物三节律

这三条曲线都是从出生日算起，起点在中线（=0），先进入高潮期（>0），再经历临界日(=0)，而后转入低潮期(<0)，如此周而复始。**每个周期中高潮期和低潮期各占一半时间，体力节律周期为23天，情绪节律周期为28天，智力节律周期为33天。**在每一个运转周期中，总是由高潮转向低潮，再由低潮转向高潮。高潮期、低潮期相互过渡的交替日子（与临界线的交点），被称为临界日。临界日的前后1天为临界期。

在人体生物节律中，一般把出现高潮期的最高点那一天作为峰点，出现低潮期最低点的那一天作为谷点。**人出生时三种节律都从临界点开始，进入高潮期，到峰点后逐步转向临界点；越过临界点，进入低潮期；到谷点后逐步转向临界点，到临界点时，完成一个周期。**

因此，人体生物节律可分为高潮期、低潮期和临界期。高潮期是能量释放阶段，低潮期是能量蓄积补充阶段。

在体力高潮期，人的精力旺盛，体力充沛；而在低潮期，则疲劳乏力、无精打采。

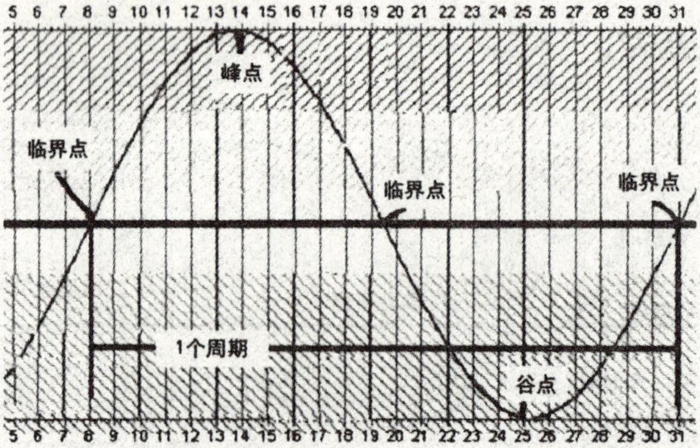

以体力节律为例

在情绪高潮期，人的心情舒畅、情绪高昂；而在低潮期，则心情烦躁、情绪低落。在智力高潮期，人的头脑灵敏，记忆力强；而在低潮期，则迟钝健忘，理解力差。在临界期，身体处在不稳定的过渡状态，此时人的有关能力和机体协调性较差，做事易出错，身体易患病。

48 为什么人体节律与生男生女有关？

卵细胞有识别和吸引精子的能力。由精子的性质，我们知道，X精子带负电较多，Y精子带正电较多。进一步研究表明，卵细胞吸引精子是因为显电性造成的，卵细胞显阳性吸引X精子，卵细胞显阴性吸引Y精子。这样，在卵细胞显阳性时，夫妻同房就可生女孩；在卵细胞显阴性时，夫妻同房就可生男孩。

那么，卵细胞什么时候显阳性？什么时候显阴性？实验表明：在女性排卵期，如果女性的情绪节律曲线处于体力节律曲线的下方，排出的卵细胞就显阳性；反之，如果情绪节律曲线处于体力节律曲线的上方，排出的卵细胞就显阴性。

根据这一点，我们就可以对生男生女实施影响了。

49 三节律各阶段对人行为有何影响？

	高潮期	临界日	低潮期
体力节律	体力充沛，身体灵活，动作敏捷，耐力和爆发力强，充满活力，能担负较大负荷的体力劳动，劳累后恢复得快。此时，身体抗病能力强，不易感染疾病，治疗疾病效果明显	抵抗力低，免疫功能差，身体软弱无力，易疲劳。易受外来各种不良因素的侵袭。有时表现失常。进行大运动量训练易受伤。慢性病极易复发或病情加重，是危重病人或老人的危险点。多数人往往死于临界日	身体乏力、懒散，耐力和爆发力较差，劳动时常感到力不从心，易疲劳。比较容易感染疾病，特别是哮喘病极易发作。低潮期治病的效果一般不明显
情绪节律	心情愉快，舒畅乐观，精力充沛，意志坚强，办事有信心，创造力、艺术感染力强，是创作的最好时期。思路灵活、敏捷，是解决矛盾、处理疑难问题的好时候。对待问题的态度积极且富建设性。能与人融洽相处。经商贸易一般不易出错，效率也高	情绪不稳定，烦躁易怒，心绪不宁，精力特别不易集中。精神恍惚，工作易出差错，最易出各种事故。自制能力差，缺乏理智，容易冲动。是精神病、冠心病的发病期和危险期。自杀多发生在该阶段	情绪低落，精神不振，意志比较消沉。做事缺乏勇气，信心不足，注意力易分散，常感到烦躁不安或心绪不宁，容易出工作差错和事故
智力节律	头脑灵活，思维敏捷，思路清晰，记忆力强，精力和注意力集中。善于综合分析，判断准确，逻辑思维性强，工作效率和工作质量高。是学习、创造、写文章、决策、计算的最佳时机	判断力差、健忘、注意力涣散，严重者头脑发晕发胀，丢三忘四，工作中极易出差错和失误。此时，不宜做计算、交易，最好也不强迫自己写文章	思维显得迟钝，记忆力较弱。理解、构思和联想缓慢，逻辑思维力较弱，注意力不易集中，判断力往往降低，缺乏直觉、工作详细效率不高

50 什么是生物节律优生法？

我国优生优孕专家经过数十年大量的临床研究，发现选择在夫妇双方三个生物节律的最佳或较佳状态时安排受孕，就能获得优质的遗传，生出聪明、活泼、健康的孩子，防止和减少低能儿、缺陷儿的发生。相反，如果受孕日期碰上三个节律的“禁区”，产生缺陷儿的概率会提高。

生物节律优生法是应用人的体力、智力和情绪三种人体生物节律的周期运行理论，通过测算夫妇俩的生物钟运行对应状况，选择最佳时机怀孕生育，以实现生育优良素质子女的愿望。

夫妻双方体力节律同步，而又处在高潮期受孕的，孩子的体格就健壮；

夫妻双方智力同步，而且又处在高潮期受孕的，孩子的智商就高；

夫妻双方情绪节律同步，而又处在高潮期受孕的，孩子的性格会比较活泼开朗。

从优生学角度，我们应该把受孕时间控制在双优生、甚至三优生，也就是说应该尽可能在夫妻双方二种、或三种节律基本同步而又处在高潮期时受孕。

51 如何计算自己身体的三节律？

人从出生之日开始，直至生命终止，他的体力、情绪、智力节律就开始按照正弦律变化。体力节律23天一周期，情绪节律28天一周期，智力节律33天一周期。

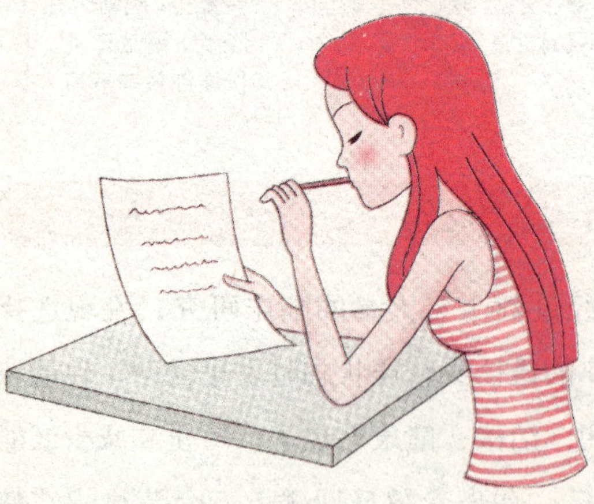

那么，怎样测定推算自己的生物节律呢？

以一个例子来说明：某人1951年9月15日出生，要计算1983年1月1日这一天的生物节律。

第一步：计算从你出生的那一天到你所要了解的这一天的总天数为：

$$X=365A+B+C$$

其中：

X为出生日到检测日经历的总天数；

A为周岁；

B为被测人当年生日到检测日的天数（即超过周岁的天数）；

C为被测人当年生日到检测日经过的闰年数。

在本例中：

①计算周岁：该人从1951年9月15日到1982年9月15日，有31周岁，即A=31。

②计算超过周岁的天数：1982年9月15日到1983年1月1日，总天数为107天，即B=107。

③计算闰年数：从1951年到1983年，经历的闰年数为8个闰年，即C=8。于是：

$$X=31\times365+107+8=11430\text{天}$$

第二步：计算生物节律余数（注意：不要用计算器进行运算，因为计算器不能直接算出余数）

体力节律（T）：T=X/23……体力节律余数（t）

情绪节律（Q）：Q=X/28……情绪节律余数（q）

智力节律（Zh）：Zh= X/33……智力节律余数（zh）

就上述例子计算，因为X=11430天，于是：

T=X/23 ……体力节律余数(t)，即11430÷23=496……余22

Q=X/28 ……情绪节律余数(q)，即11430÷28=408……余6

Zh=X/33……智力节律余数(zh)，即11430÷33=346……余12

也就是说：t=22，q=6，zh=12。

第三步：生物节律余数的意义

体力节律余数、情绪节律余数、智力节律余数就是你的体力、情绪和智力这三个周期性波动所处的阶段。

	高潮期	低潮期	临界期	峰点	谷点
体力节律余数	0<t<11	t>12	t=0，11和12	5和6	17和18
情绪节律余数	0<q<14	q>15	q=0，14	7	21
智力节律余数	0<zh<16	zh>17	zh=0，16和17	8	25

就上述例子计算：t=22，q=6，zh=12。也就是说，该人在1983年1月1日这一天，**体力节律接近临界点，情绪节律接近峰点，智力节律处于高潮期。**这个人在1983年1月份的节律曲线如图所示。从图中，我们可以查看这个人在1983年1月份每一天的**体力节律、情绪节律和智力节律所处的位置**（横坐标为日期）。

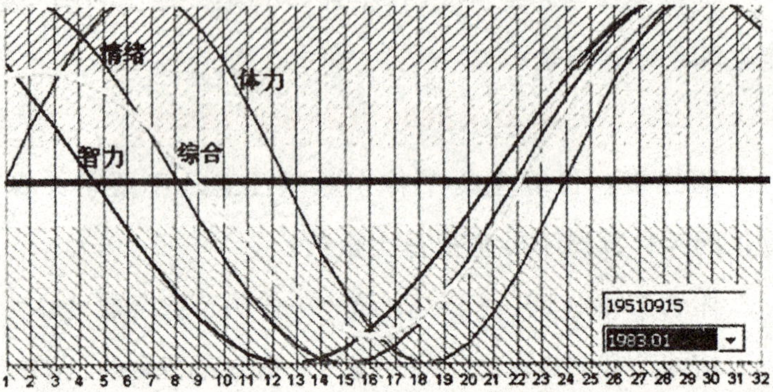

52 怎样利用三节律实行优生？

首先必须计算出夫妻身体三节律变化情况，然后就可进行判断或寻找最佳日期。

假如，丈夫生于1965年10月5日，妻子生于1968年4月20日，1994年9月8日前后怀孕是否合适？

要按生物节律优生法，可按如下步骤进行：

(1)推算排卵日，找出易孕期和最易受孕期

经过观察和计算，现已知妻子在1994年9月8日是她的排卵日，9月3日到9月12日为其易孕期，9月5日到9月10日为其最易受孕期。

(2)计算夫妻生物节律

①分别计算夫妻二人从出生日到计算日的总天数

丈夫：365 天×（1994−1965）−（10月5日−9月8日）+（1994−1965）÷4（这是闰年的天数，商数取整，余数不计）

= 10585天−27天+7天= 10565天

妻子：365 天×（1994−1968）+（9月8日−4月20日）+（1994−1968）÷4= 9490天+141天+6天= 9637天

②分别计算夫妻二人计算日的生物节律值

分别用23、28、33去除生日到计算日的总天数，得出：

丈夫：

10565÷23=459…………………8（体力节律余数）

10565÷28=377…………………9（情绪节律余数）

10565÷33=320…………………5（智力节律余数）

妻子：

9637÷23=419…………………0（体力节律余数）

9637÷28=344…………………5（情绪节律余数）

9637÷33=292…………………1（智力节律余数）

(3)找到对应日的节律值

分别把除得的余数在相应的生物钟模型中找到对应日的节律值，即得二人计算日的节律值。根据计算可知，丈夫体力、情绪、智力三种生物节律值在计算日均处于高潮期，并接近峰点；

妻子的情绪节律在计算日处于高潮期并接近峰点，但体力和智力的生物节律则处于临界期。在这对夫妻的易孕期内，他们最好在9月10日性交，可能是最佳选择。

53 准爸爸身体状况如何影响生男生女？

新的研究表明：生男生女跟准爸爸也有较大的关系。对宝宝性别有所企盼的准爸妈就要注意了。

大家知道，Y精子虽然体态娇小敏捷，游得快，但寿命短，较脆弱，对环境的适应能力很弱。如果准爸爸在受孕前经常加班、熬夜、抽烟、喝酒，太过疲累，就会导致Y精子的折损，或元气不足，无力穿过黏稠的宫颈黏液去同卵细胞会见，而被耐力更持久，寿命更长的X精子占上风。**因此，准爸爸身体疲劳状态下，易生女孩；工作轻松的准爸爸更容易得到男孩。**

从职业方面看，根据统计报告结果，男性的职业若是长时间开车的司机（例如出租车司机、货车司机）、空服员或飞行员、麻醉科医师、久坐办公室的或长期处于电脑辐射的从业人员等，生女孩的概率都特别高。其原因应该是，睾丸受到高温、气压或辐射的强烈变化，或是吸入过多有毒的麻醉气体，导致生命力较不旺盛的Y精子先行衰亡，造成生女孩的机会特别多。

此外，工作忙、精神压力大的男性生女孩的概率很大，如老板、职业经理人、设计师等。所以，心态良好、工作轻松的男性则生男孩概率偏大。

54 准爸爸应如何调节身体状况？

想要生男孩的准爸爸，至少要在妻子怀孕前三个月，就有意识地锻炼身体，调整作息，千万不要太累太疲劳，保持良好的心态，尽量不加班不熬夜少出差，让身体充分放松。好的身体状态有助于Y精子的矫健灵敏，更易让妻子怀上男孩。

在性生活上，想要生男孩的夫妻，在女方排卵日前5天最好禁欲，一方面让准爸爸身体得到充分休息，另一方面女性在排卵时期子宫颈呈碱性，更有利Y精子生存。

55 怀孕年龄和月份会影响生男生女吗？

统计分析表明，夫妇年龄每增加5岁，生女孩机会大约增加1%；丈夫年龄过高，生男孩机会减少；25～29岁之间，生男比生女多；小于25和大于29岁，生女比生男多。

怀孕月份与生男生女是否存在关系，目前尚无统计分析和科学论断。这里给大家介绍一张清宫珍藏生男生女预测表。据说这张表是依据阴阳、五行、八卦，配合时间来推算的。这张表已经有300年以上的历史了，当时存放在清朝宫廷之内，由大内宦官掌管，专供王亲国戚之用。不过，本表的这些说法以及其科学依据，都无从考证。

这张表以女性为准，以农历虚岁计算(即真实年龄加1岁)，直列的18～45之数字是女性的虚岁。表中横列的1～12之数字，代表女性受孕月份(以农历计算)。表中“男、女”代表婴儿的性别。

举个例子来作说明，假如你今年27岁，在正月或三月开始受孕，那么怀胎十个月后，你必将生下女孩；若想得个男孩，最好是在二月或四月受孕。

清宫珍藏生男生女预测表

女方年龄	受孕月份											
(以农历计算)	1	2	3	4	5	6	7	8	9	10	11	12
18	女	男	女	男	男	男	男	男	男	男	男	男
19	男	女	男	女	女	男	男	男	男	男	女	女
20	女	男	女	男	男	男	男	男	男	女	男	男
21	男	女	女	女	女	女	女	女	女	女	女	女
22	女	男	男	女	男	女	女	男	女	女	女	女
23	男	男	女	男	男	女	男	女	男	男	男	女
24	男	女	男	男	女	男	男	女	女	女	女	女
25	女	男	男	女	女	男	女	男	男	男	男	男
26	男	女	男	女	女	男	女	男	女	女	女	女
27	女	男	女	男	女	女	男	男	男	男	女	男
28	男	女	男	女	女	女	男	男	男	男	女	女
29	女	男	女	女	男	男	男	男	男	女	女	女
30	男	女	女	女	女	女	女	女	女	男	男	男
31	男	女	男	女	女	女	女	女	女	女	女	男
32	男	女	男	女	女	女	女	女	女	女	女	男
33	女	男	女	男	女	女	女	男	女	女	女	男
34	男	女	男	女	女	女	女	女	女	女	男	男
35	男	男	女	男	女	女	女	男	女	女	男	男
36	女	男	男	女	男	女	女	女	男	男	男	男
37	男	女	男	男	女	男	女	男	女	男	女	男
38	女	男	女	男	男	女	男	女	男	女	男	女
39	男	女	男	男	男	女	女	男	女	男	女	女
40	女	男	女	男	女	男	男	女	男	女	男	女
41	男	女	男	女	男	女	男	男	女	男	女	男
42	女	男	女	男	女	男	女	男	男	女	男	女
43	男	女	男	女	男	女	男	女	男	男	男	男
44	男	男	女	男	男	男	女	男	女	男	女	女
45	女	男	男	女	女	女	男	女	男	女	男	男

六、不可迷信生男生女产品

且不论其科学性，所有类似的产品，在我国都是违规的。碰到这些东西，需要持科学的态度，不可追风，不可迷信。与生儿育女相关的任何用药，在医生指导下选择将是最明智的。

56 天然钙是怎么回事？会影响生男生女吗？

不用说两年前，即使现在，恐怕很多专业医师都不知道天然钙是什么。为什么？简单地说，因为它什么都不是。

先来看看它的来龙去脉。

源于日本杉杉(音译)医院出版的书籍《男孩、女孩》，流行的说法是，1960年日本前名古屋大学校长胜沼精藏(译音)博士开发出一种含钙制品“林卡尔”，目的是为了预防新生儿畸形而服用，例如预防水脑症和脊椎破裂等先天性异常疾病。胜沼精藏博士让39位曾生下无脑儿或脊椎破裂儿的妇女服用林卡尔，结果产下的孩子全部正常，而且全部是男孩。全部是男孩的情况，显然不应属于偶然事件。于是，后来日本大坂市立贝冢医院妇产科的井出辰夫博士进行了统计，凡是孕前服用林卡尔的孕妇生产男婴的概率特别高。根据18年来的资料显示，生男孩的概率高达90.4%。“林卡尔”也称“天然钙”。

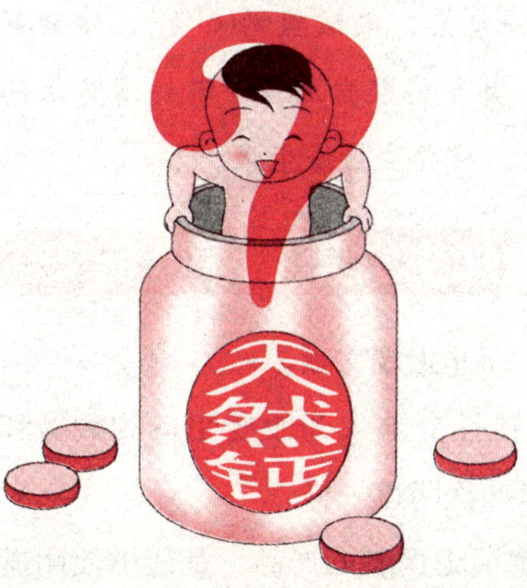

目前网上兜售天然钙的越来越多。如果上面的传说是真实的，这些天然钙与50年前胜沼精藏博士或者井出辰夫博士用的“林卡尔”是

不是完全相同，不得而知。正式文献中无法查到天然钙是什么，网上查询到的说法是：

“天然钙是相对合成钙而言的，它主要是碳酸氢钙和磷酸钙和其他钙盐的形式存在的。目前市场上天然钙的重要来源是牡蛎壳，目前最流行的天然钙营养剂是牡蛎壳和骨粉锭剂，这些制剂用牡蛎壳或动物骨加工制成。”

天然钙到底起不起作用呢？

我们找不到科学证据，所以只能提醒大家：务必谨慎对待。

57 什么是“铁钙磷复合剂”补充法？

“铁钙磷复合剂”是“天然钙”传说的另一个版本。

据说，以“铁钙磷复合剂”补充法来控制生男孩是最近在日本极为盛行的一种方式。这种方法由名古屋大学校长胜沼精藏博士首先发现。另外，性别选择协会收集了800名专科医师在8年来，使用此法指导3034名希望生下男孩妇女的成果，发现其成功率也可达79%。因此，这一阵子在日本，对于想生男婴者，很多妇产科医师会推荐他们服用“铁钙磷复合剂”。

每一锭铁钙磷复合剂的成分包括：磷酸氢钙(81%)，碳酸钙(18%)；氢氧化钙及铁质(1%)。其原料取自海藻，其钙源为保密的专利配方，主要成分为钙、铁、磷和少量维生素。

58 什么是粉红胶？它能增加生女孩概率吗？

以下源于网上及产品介绍，而非正规文献。

粉红胶、绿胶实际上就是在性交前人为改变阴道的酸碱环境，就像利用食醋溶液、苏打水冲洗阴道一样。

粉红胶是英国约翰·普拉德博士调制的产品，是能够使阴道内酸性化的凝胶。成分保密，安全无害。其作用是保持阴道内适度的酸性，提高X精子受精的机会，从而提高生女孩的机会。

排卵二日前，使用粉红胶性交，在妻子还没有感受到快感以前，赶紧在浅插入的位置射精，有助于生女孩。

粉红胶在常温下呈半溶解状态。冬天会凝固，必须加热溶解，才能使用。使用时，将瓶盖盖紧，置于热水中，使其溶化。然后取出，打开瓶盖，吸入5～7毫升。待温度适宜人体时直接注入阴道内。要慢慢注入阴道深处，并抬高腰臀部分以免流出。流出少许没关系。五分钟后即可进行房事。

剩下的凝胶，要收存保管好。保管场所必须是阳光无法直接晒到的阴凉处，在常温下保存。保存期间为5年。使用的注射器用热水充分洗净后干燥，下次仍可继续使用。

那么，它能增加生女孩的概率吗？

其原理是合理的，其成分不得而知，也许用食醋溶液冲洗阴道更便利。

59 什么是绿胶？它可增加生男孩的概率吗？

绿胶和上文提到的粉红胶一样也是英国约翰·普拉德博士调制的产品，其作用是增强阴道内的碱性度，提高Y精子受精的机会，从而提高生男孩的机会。

绿胶在排卵日当天性交前使用。绿胶的使用法和保管的注意事项与粉红胶相同。

那么，它能增加生男孩的概率吗？

其原理是合理的，但使用苏打水更便利自然吧。

60 美国的BOY EX和Girl EX是什么？

美国BOY EX公司开发了一种生男孩产品BOY EX，据产品说明书介绍，属天然食品，用于孕前调理，无任何不良反应。BOY EX的原理是模拟女性阴道中的某种综合环境，以利于Y精子的生存游动，而不利于X精子的生存游动，从而提高生男孩的机会。孕前3~6月服用BOY EX，调整女性体质。排卵日性交。

此外，还有为生女孩的产品Girl EX。

与其他产品一样，网上销售的东西，应谨慎对待，尤其是与生儿育女有关，应该咨询专业医师。

61 CLEARPLAN是什么？如何使用？

CLEARPLAN也是美国产品，是特定排卵日的测试计。如果希望生男孩，则使用“CLEARPLAN”测试计；希望生女孩，则使用“L-Check”测试计。它们的作用是通过尿中黄体化激素状态在排卵日前后的表现，来确认性交时机。

(1)“CLEARPLAN”测试计用于确认当日是否是排卵日。

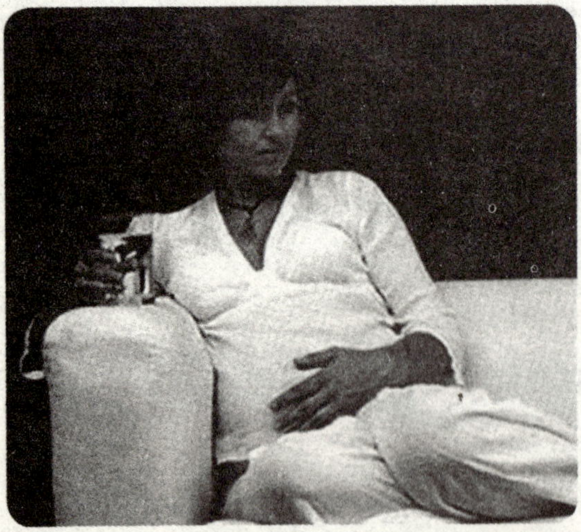

(2)“L-Check”测试计用于确认当日是否是排卵日前2天。

具体用法如下：

(1)首先确定大致的排卵日，在大致的排卵日前几天利用测试计测试。

(2)测试前4小时不排尿、不摄取过多的水分。

(3)按产品说明书对尿液进行检测。

(4)判定结果：检测当日是否为排卵日或排卵日前2天。

测试计其实就是一根小药签，只能用一次。检测往往不能一次完成，往往需要用好多根。是否十分可靠也没把握，且售价很高，所以，我们认为其实用价值不大。

62 其他还有哪些生男生女的产品？

近来发现网上生男生女产品越来越多。除前面提到的这些外，还有不少，尽管都竭力自卖自夸，但一看就缺乏可信度，谨防上当。现列举几例：

龙凤孕子胶囊——原方为清宫，专为皇上续嗣的秘方。乾隆年间为我祖上获得单传至今，本药以19种天然名贵中药组成，精选鹿茸、沉香、人参、紫河车等经过十几道工序和月余时间的炮制精制而成。选择服用“龙凤孕子胶囊”旨在帮助夫妇们在受孕前添加自然选择胎儿性别的概率，使受孕性别为夫妇们所控制，按夫妇们的心愿自然选择胎儿的性别，从而减少残疾儿的出生，达到生儿或女儿的目的，准确率达到了98%以上……

换花草(决定生男生女的秘方)——侗寨换花草“生男王”系贵州占里侗寨民间传承。它是由多种草本植物配方，经过适当比例配制而成。其主要原料来源于当地深山、阴沟、岩洞、森林等地，属纯天然植物配制。它具有提高男性性欲，使男性精液量增多、精子活动度增强、激活精子中的顶体酶，增强精子的穿透力等功效。(本产品有两种，有男士使用也有女士使用)服用本品之后，选择最佳时机受孕，能确保你生个儿子，也许你一生只有一次生育机会。机不可失，时不再来！该秘方在侗寨农村数百对夫妇半个多世纪的使用，成功率百分之百，当地农村习惯称为“生男王”或“代代传”。“换花草”，吃了就可以生男还是生女。准确率 99.837%（换花草每副是2980元）……

刘氏孕前性别选择技术软件——这是一种不需要服用任何药物，也不用碱性或酸性液体冲洗阴道，更不必前往医院，只要根据软件推算的结果，在适当的时间受精，生男生女即可随心所欲。这是一种完全自然的方法，既方便又安全，而且成功率相当高，成功率达99%……

七、生男生女的实施方法

63 实施生男生女夫妻双方应如何努力？

实行生男生女法，夫妻都要了解具体方法，并全力配合，这样才能达到完美的效果。其成败关键就在于夫妻是否能够好好地商量，互相了解，一起努力，而且下定决心，付诸实施，直到成功。

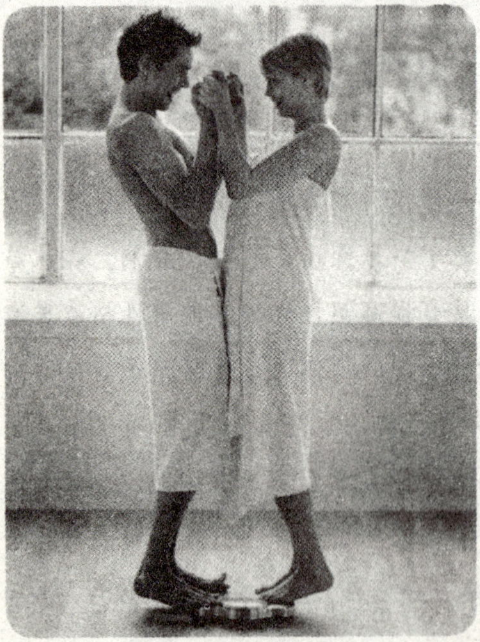

若夫妻中一人对生女生男法抱有强烈的希望，但是另一人如果不关心不协助，是无法获得成功的。比如，在选好的日子里，妻子耐心等到的却是一个喝得烂醉如泥的丈夫，计划当然也就成了泡影。

因此在决定采用生男生女法以前，夫妻俩一定要充分地沟通，达成一致目标。丈夫和妻子要衷心地了解，领悟生男生女法以后，才能够实施。夫妻俩要同时遵守本书所写的过程，养成健康的生活习惯，过规律正常的生活，保持自然的心态。

此外，丈夫要时时留意妻子，维持其情绪的稳定。如果和父母亲同住，得到家人的协助也是很重要的。

希望向生男生女法挑战，就必须觉悟到需要忍耐和努力。当然，绝对不能够焦躁。如果衷心想要得到男孩或女孩，这也许可以算是一种快乐的努力吧！保持这种心情，才是使生男生女法成功的秘诀，同时也具有在家庭中进行的积极意义。

64 实行生男生女法应注意什么？

健康的夫妻都可以实施“生男生女法”，但在实施时要注意，尽量不要因此影响夫妻间性爱的自然状态。女性的生理往往非常微妙，对于各种刺激和精神压力，都会产生敏感的反应。平常月经顺利的人，遇到担心的事情或持续出现烦恼，月经就不顺了。

以测量基础体温为例，每天早上都需要测量，还要准确进行记录，甚至描制基础体温曲线，对于不习惯的人而言，的确是一大负担。确实有些生理周期正常的人，一旦进行测量基础体温，生理周期就发生紊乱，无法确定排卵日。对此一定要努力调整、适应。

此外，性交日数、性交日的决定、禁欲的阶段，以及避免计划外怀孕的避孕，还有在决定的日子以一定的方法进行性交等，所有这些，在日常生活中实施时，都需要很大的努力与耐心。

比如：在决定好的日子，丈夫却要出差或者妻子感冒了等等，因此就必须放弃这一天，而且还必须持续避孕，等到一个月以后下一次的机会来临才行。一旦遇到这类出人意料的事情发生，要有耐心，不要懊恼。

65 生男生女如何掌握性爱时机？

通常呈现酸性的阴道，在接近排卵日时呈偏碱性。由于X精子与Y精子的性质不同，选择性交日，在某种程度上可以控制生男生女。

如果男子排出的精子体壮量足，而女子排卵及酸碱变化皆属正常，那么生男生女在较大程度上取决于性交时间。

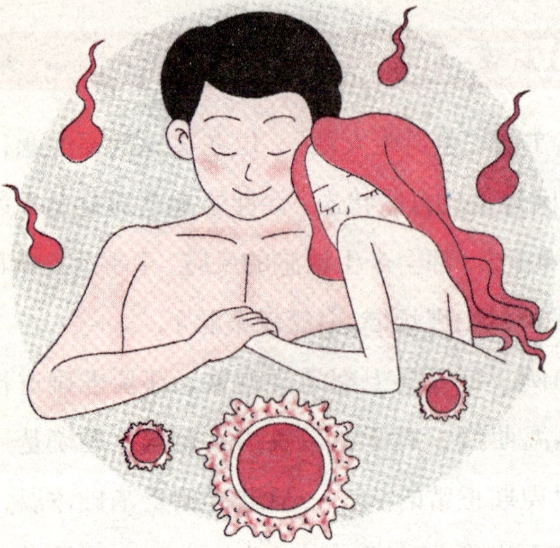

前面讲到，X精子进入阴道后在子宫腔或输卵管里能存活2～3天，而Y精子进入阴道后在子宫腔和输卵管内存活仅24小时。根据X精子、Y精子存活时间上的差异，就可能出现下面三种情况：女性在排卵前接受精子，即X、Y精子先在输卵管等候卵细胞，那么在等候中Y精子比X精子更容易丧失活力，此时女性排卵，则生女孩子的可能性更大。

女性先排卵，让卵细胞在输卵管等候精子的到来，然后接受精子，则Y精子较灵活，往往率先到达，所以，生男孩子可能性较大。

如果精子与卵细胞同时或几乎同时到达输卵管，结果同上，生男孩的可能性较大。

根据以上分析：

●如果想生女孩，可以在排卵日的前2～3天做爱。这时，阴道内为酸性，子宫颈还没有分泌碱性黏液，由于X精子比Y精子的耐力强，从而使等待中的Y精子失去优势。

●如果想生男孩，可以在排卵日的当天做爱。这时，子宫颈分泌强碱性黏液，阴道内的碱性度增高，有利于Y精子保持活力，Y精子受精的机会就较大。

应该注意，X精子的寿命也只有70小时左右。如果在这段时间内还没排卵，X精子也会死掉，而不能授精。所以，在这个方法中，准确推算排卵日是关键。前面我们已经详细地讲解了排卵日的推算方法。

66 为什么合理避孕对生男生女法很重要？

在进行选择性生育时，首先要正确地预测排卵日，然后择日进行性交。比如，想要生女孩的人，就必须在预测出的排卵日的前两三天做爱。所以，其他时间做爱就要避孕，否则结果就不得而知。另外，有时虽然已经过了预测的排卵期，比如在预测的排卵日后第四天做爱，但假如排卵时间发生偏移，那么精子也会有授精的可能性。

如果想把选择性生育进行得更准确，就不应该在不太安全的时间做爱。如果要做爱也可以，但必须要严格地避孕。为了不使努力白废，在进行选择性生育期间，应暂时停止性生活或者严格地避孕。

67 生女孩为什么不必禁欲？

男性每天都会产生新的精子。精子的成熟大约需要70天。由于不断地有新精子产生，贮存精子的精囊，在射精后一周，会被重新蓄满。

精囊一旦被蓄满，制造精子的睾丸就会向大脑发出精囊已满的信号。于是，大脑相应地发出命令，让睾丸只产生少量精子，用来补充在贮存过程中死亡的精子。

这种补充，是一个值得研究的问题。实际上，在被补充的精子中。Y精子优先，X精子即使死了，也几乎得不到补充。这是睾丸本身因Y精子寿命短而产生的一种相应的机能。就这样，在贮存过程中，光是Y精子得到补充，渐渐地Y精子的比例就变高了。

对于想生女孩的选择性生育来说，Y精子增多可就带来困难了。所以，在接受这种不适合的补充之前，定期地射精是对的。

那么，隔几天进行性交呢？虽说各人情况有所不同，不过，考虑到X精子与Y精子数目的平衡，3～4天是比较理想的间隔时间。根据最近的问卷调查，大部分成功者都是每3～4天进行一次性交。

68 生女孩的性交体位有哪些？

浅插入性交是生女孩时的原则。浅插入性交，精子到达子宫的入口的距离和时间都会增长，不耐酸的Y精子会逐渐衰亡，而耐酸的X精子到达子宫的概率较高。

男女性器浅结合的体位有：

①侧卧位：因为插入浅，所以精子到达子宫须花点时间，Y精子易淘汰，同时不容易达到性高潮。

②伸长位：太太两脚伸直，未达到高潮时，丈夫在射精前瞬间插入。

③骑乘位：太太趴着，两腿分开，丈夫由妻子背后插入，在其未达到高潮时射精。

④后侧位：太太侧躺，先生躺于后，此姿势不易达性高潮。

69 精神压力大易生女孩吗？

丹麦科学家最新研究表明，妇女承受强大的精神压力后，怀孕多为女孩。

尽管科学家仍没有弄清楚压力是如何影响出生婴儿的性别比例的，但是早期的研究表明，在自然灾害如地震发生后，男孩的出生率会降低。

设在丹麦的约翰·F.肯尼迪大学汉森博士和她的同事用了大量的时间，对3072名精神上遭受各种压力的妇女和20337名精神上很少遭受压力的妇女进行研究比较后发现，遭受各种精神压力的妇女生男孩的比例为49%，而经常受很小精神压力的妇女生男孩的比例为51.2%。遭受的压力距开始怀孕的时间越近，其怀上男孩的比例越低。

70 想生女孩性交时还应注意些什么？

要强调的还是X精子和Y精子的不同特点，想生女孩，就要尽量避免碱性的生殖道环境，让较适应酸性的X精子占优势。

在性交时，应注意的要点之一就是，做爱时间不要太长，女性感觉尽量不要投入，降低性兴奋。因为女性的身体，一受到性刺激，就分泌出碱性分泌物。越兴奋分泌物越多。这种分泌物可以中和呈酸性的阴道环境，创造出对Y精子有利、对X精子不利的条件，所以X精子无法占优势。

要点之二是，省略前戏，避免性高潮。因为性高潮会泌出更多碱性的分泌物，所以，性交时丈夫不要利用前戏来提高女性的兴趣，避免妻子出现性高潮。妻子可以爱抚丈夫性器，迅速引导丈夫在阴道浅处射精。

要点之三是，用食醋冲洗阴道，提高阴道的酸性。性交前15分钟，用1小匙30%或50%的食醋(食用醋，不论哪一种类皆可使用)注入约200毫升的温水冲洗阴道1～2分钟。

71 生男孩的性交体位有哪些？

浅插入性交易生女孩，相反深插入就易生男孩。为了让精子尽快到达子宫的入口，具体性交体位和方式如下：

①正常体位：妻子平躺，两腿分开且弯曲，女性腰部垫个枕头，丈夫在妻子高潮时射精。

②弯曲体位：妻子两腿弯曲且抬高，女性腰部垫个枕头，丈夫在妻子阴道深处射精。

性交结束后不要立刻拔出男性性器，尽可能保持插入阴道内的姿势。如能延续30分钟，则生男孩的概率更高。

男性离开后，女性也不要立刻移动。要在夹紧双腿、抬高臀部的状态下静躺20分钟以上。

72 想生男孩的性交方式应注意些什么？

(1)性交的时机

要选在排卵日当天性交，以免Y精子在等待卵细胞时逐步失去生命力。并且，子宫颈在排卵日分泌碱性黏液，阴道内的碱性度增高，有利于Y精子保持活力，Y精子受精的机会就较大。

排卵日当天性交后，第二天再做爱一次，以提高命中率。

(2)适当禁欲

禁欲，男方要做的要点之一。前文讲过，男性的精子在睾丸内生成，在睾丸下部贮存直到到射精。而实际上，贮存期长了，在附睾内的Y精子的比例就多了。

但是，贮存时间延长，精子的内部功能会减弱，与卵细胞的结合能力降低。为此，禁欲时间两周是进行为选择性生育的性交的最佳时机，恰好两周左右时，也是女性月经后的排卵日。

(3)注意的要点

要点之一：感受性高潮。

若女性由性交而得到很大的性兴奋，女性的宫颈和阴道内pH值将不断地升高，也就是说碱性增强，对耐碱的Y精子成为有利的条件。如进一步感到性高潮，则宫颈和阴道内的碱度进一步上升。多次感到性高潮的人，这种表现特别显著。只要感到性高潮，无论多少次，均引起宫颈的碱性黏液分泌。

可以说性交时的兴奋有利于生男孩。结婚时间长的夫妇，也许很难因性交引起强烈的兴奋，所以，想生男孩，要创造轻松浪漫的气氛，增多前戏，增加抚摸时间，尽量进行使女性感到更多快感，感受更强的高潮。

要点之二：延长性爱时间。

因为女性的身体，一受到性刺激，就分泌出碱性分泌物。时间越长分泌物自然就越多。这种分泌物可以中和呈酸性的阴道环境，创造出对Y精子有利的条件，有利于生男孩。

要点之三：提高阴道碱性。

性交前15分钟，用2%～2.5%碳酸氢钠碱性溶液冲洗阴道，几分钟即可，以提高阴道的碱性。

73 中药调养身体能为生男孩加分吗？

有人提出，依照改变女性体内酸碱环境的原理，计划生男孩的妇女们不妨利用吃几帖中药来达到调养身体的目的，还特别举出一帖中药的实例，其药方和服用方法如下：

药材包括：党参、六汗、怀山、泽泻、茯苓、牡丹皮、山茱、龟板胶等各两钱；北芪、天冬、知母、麦冬、炒扁豆、黍附、大金樱、五彩龙骨等各三钱；以及五味子八分、熟地四钱、生地四钱。

煎煮方法：在服用第一剂的时候，首先把所有的药材通通放进锅里，然后拿出一个饭碗，舀起四碗水的分量，倒入刚才准备好的锅子里面，然后以小火慢煎，直至水收干，变成一碗半左右的汤量即可服用。在服用第二剂的时候，仿照上述的方法准备，唯一的差别是改变成倒入三碗水的分量，然后同样的以小火慢煎，直至水收干，煮成一碗的汤量即可关火，然后服用。至于第三剂就比较特殊了，必须再加入龟板胶与土鳖甲这另外两种药材，然后同样的以小火慢煮，等药汁收干成一碗的份量，即可服用了。

客观地说，中药可调养身体，但为生男孩加分则缺乏充足的依据。

74 想生男孩为什么要先戒烟？

科学家将调查对象分成了3组： 夫妇均不吸烟、每日吸烟在20支以下和每日吸烟在20支以上。结果发现第一组家庭生男孩的比例最高，为55%； 而第三组家庭男孩的出生比例最低，仅为45%。即使夫妻只有一方吸烟，生男孩的概率也会降低。而且越是瘾君子，生女孩的概率越高。

科研小组负责人、哥本哈根医学院教授安妮说，吸烟对生育的影响也许可以帮助解释为什么最近几十年来，英国、美国和加拿大这些发达国家男孩的出生率呈现降低的趋势。“我们作出的假设是，Y染色体比X染色体更为敏感，对吸烟造成的一些不良变化更为排斥，因此在受到香烟毒素的影响下，Y染色体更加不易受精。”

75 生男生女的其他方法有哪些？

有一种被医学证明的在家就可以做的简便的方法，那就是在性交前摄取咖啡因的方法。咖啡或含咖啡因的饮料，如性交前摄取，精子的活动变得活跃，运动能力也会提高。

这个办法，其实在治疗不育症中也使用，不育症的患者进行人工授精时，如把咖啡因加入采集的精子中，精子的机能得到增强。

摄取咖啡因的合适时间是在性交前的1小时左右。

76 为什么要多重因素组合控制？

因为任何一种措施不可能保证一定成功，只是提高了生男或者生女的概率，而且通过单一因素提高概率是有限的。如果采取多重因素进行组合控制，概率就可以大大提高。

举例来说：如果单一因素影响的结果使X精子与卵子结合的几率达到60%，那么，联合采用几种因素施加影响，结果会发生怎样的变化？根据数学概率论，计算如下：

1．单一因素影响，X精子与卵子结合的几率达到60%。

2．两个因素影响，X精子与卵子结合的几率达到：

$$60\%+60\%-60\%\times60\%=84\%$$

即，2个因素影响的结果，使几率达到84%。

3．三个因素影响，X精子与卵子结合的几率达到：

$$60\%+60\%+60\%-3\times(60\%\times60\%)+60\%\times60\%\times60\%$$

$$=180\%-108\%+21.6\%$$

$$=93.6\%$$

即，3个因素影响的结果，使几率达到93.6%。

计算结果很清楚地告诉我们，单一因素影响的结果是很有限的，多个因素联合起来影响力就大多了。采用2个因素影响，几率就从单一因素影响的60%提高到84%；采用3个因素影响，几率就从2个因素影响的84%提高到93.6%；如果联合采用3个以上的因素施加影响呢？

结果显而易见——生男生女就变得可以控制了。

也就是说，只需采用一些很自然的控制方法，你可以：想生男孩，就生男孩；想生女孩，就生女孩。

77 想生男孩如何多重因素组合控制？

组合因素	施加的影响
性行为频率	不频
性爱高潮	要有性高潮
性爱体位	深插入
性爱时机	排卵日当天
食物酸碱性	先生酸性，太太碱性
冲洗阴道	碳酸氢钠溶液
人体节律	情绪节律曲线位于体力节律曲线之上

78 想生女孩如何多重因素组合控制？

组合因素	施加的影响
性行为频率	频
性爱高潮	避免有性高潮
性爱体位	浅插入
性爱时机	排卵日前三天
食物酸碱性	先生碱性，太太酸性
冲洗阴道	醋酸溶液
人体节律	情绪节律曲线位于体力节律曲线之下

八、人工授精与试管婴儿

79 什么是人工授精？它的实施方法有哪些？

经由性交而射精，男性的精液由阴道进入子宫内称为自然受精。将采取的精液作筛检处理后注入子宫内则称为人工授精。

不论自然受精或人工授精，基本上精液都要进入子宫内。人工授精有两种方式，一种是配偶间的人工授精，另一种是非配偶间的人工授精。前者主要用于女性下生殖道对精子有凝集抑制者，后者主要用于其丈夫不能产生精子、精子过少或畸形率过高者。

非配偶间人工授精是使用丈夫以外其他人的精子，也就是说，用非配偶间人工授精的方法，孩子的真正父亲不是丈夫。

人工授精时，有将精子放入子宫的方法和将精子放入输卵管的方法。将精子注入输卵管的方法还在进一步的研究中，从研究情况来看。其对提高妊娠的概率并不明显，所以现在仍以放入子宫的方法为主。

80 人工授精存在哪些社会问题？

非配偶间人工授精使许多不育夫妇重新获得了生育的机会。但是，非配偶间人工授精也会带来不少诸如社会、伦理、法律等方面的问题。比如，它给社会带来了一些同父异母子女。由于供精者和受精者之间彼此不相识，因此难以避免这些同父异母的直系后代直接婚配或他们的子女之间近亲婚配的情况的发生。但是，如果公开供精者及受精者的身份，则将引起另一系列的社会问题和家庭问题。因此，对待非配偶间人工授精必须慎之又慎，绝不可草率行事。

81 人工授精能控制生男生女吗？有哪些步骤？

人工授精原本用于治疗不孕症，而在希望生男生女的情况下进行人工授精则是以过去有过生产经验，但是后来无法持续妊娠的“续发不孕症”的患者为对象，它不仅可以治疗“续发不孕症”，而且能如你所愿地生男或生女。

此外，希望实施生男生女法的人当中，很多人认为以人工授精的方式生男孩的概率比较高。为什么会有这种传说呢！因为以前在美国利用人工授精的方式生下的孩子，据统计发现大多是男孩。进行人工授精时，为了能授精成功，大多选择排卵日进行授精。但是现在的研究结论却认为人工授精不见得就能提高生男孩的概率。

人工授精时，为了使受精成功，大多选择在排卵日进行，而且要按照一定的程序进行。

预测排卵日进行基础体温和激素测定、超声波检查等，预测排卵日期。知道了排卵日期后，在排卵日当天，女性的身体保持清洁，前往医院。

精子是当日清晨采集的。男子禁欲4～5天后，在当日早晨，通过手淫的方法采集精子。采集最好能在医院进行，也可以在家中采集，须在两小时内送到医院。

人工授精送来的精子要经过一小时的洗净、浓缩。这段时间。女性作好准备，同接受妊娠时的定期检查一样，仰躺在内诊台上。医生使用内诊用的器具扩大阴道，然后用人工授精注射器吸取精液，由子宫颈管慢慢地将精液注入子宫内，一分钟左右即结束。

目前，医院在进行人工授精时，会先采取一系列方法，再注入子宫，以减少感染及子宫抽痛的不良反应，很少有人直接将精液注入子宫。

人工授精之后马上走着回家也没有关系。但医生会根据情况决定是否需要休息20～30分钟。回去时，为了预防感染，医生会开1～2天量的抗生素。

82 人工授精后的注意事项有哪些？

人工授精之后不要有心理负担，生活上不要有压力。有时人工授精后有少量的出血，但很快就会止住，不必担心。倘若出血量多，持续发热，下腹痛时，则要向医生咨询一下。

同时，人工授精之后，还要注意下列一些细节：

监测基础体温　人工授精后，要同过去一样，每日监测基础体温。如果高温期持续三周以上，就说明顺利怀孕了。如果不是这样，那就很遗憾，是失败了。

避免精液流出　人工授精在两三分钟内就会结束，这时如果立刻离开诊台，则注入的精液会从阴道流出。因此，结束后女性要紧闭双膝，稍微抬高腿部，在这种状态下静躺十几分钟。

不过，目前人工授精的精液，大多数经过洗涤后浓缩成0.3毫升左右，然后才注入子宫深处，流出的机会不多，不必久躺。

禁止剧烈运动　人工授精结束后，可以直接回家，回家后不必躺在床上，可和平常一样做家务。但是，当天一定要避免跑跳等剧烈运动。当天可进行沐浴，但不可泡在浴缸里洗澡。

83 人工授精会导致胎儿畸形吗？

利用人工授精的方式妊娠，人们的最大不安就是可能生下畸形儿。

日本某医院妇产科以不孕症患者为对象，分析了非配偶间人工授精资料9000例发现，比起自然受孕来，发生畸形儿的概率却比较少。

人工授精与自然受精的差别，在于前者在授精时采取人工的手段，因此在采取精液以及授精的过程中，如果某一个环节没把握好，比如采取的精液被污染，则后果不堪设想。除此之外，二者没什么区别，其受精原理是相同的——精虫被保送一段路，直接进入子宫后，仍然需靠自己的力量游到输卵管，与卵细胞在自然状态下受精。因此，将人工授精视为畸形儿发生的原因是不合理的。

也许大家会觉得利用人工授精是很特别的方法，不过在操作上并不困难，对患者也不会造成很大的负担。大部分人在结束时惊讶地说道：“咦，就这样而已吗？”

为了生男生女而实施人工授精的人，都是过去有生产经验，而这次想向生男生女法挑战却无法妊娠的人，所以不必像不孕症患者般必须进行详细的检查。

人工授精与自然受精同样地需要女性将体能调整好，持续测量基础体温，确认自己的排卵日。找出排卵日期，到了受精的时期，为了确保更有元气的精子，必须抑制平常的性交。原则上在最后月经刚过后只能进行一次性交，3天后再性交一次，其他的日子必须禁欲，等待排卵日到来。

84 用何种方法采集丈夫的精液？

精液的采集，可以利用手淫。采集时为避免细菌污染，要洗净双手及阴茎，保持清洁再进行手淫。

在医院采集时，丈夫往往因为紧张而无法射精，或是量很少，因此往往要妻子帮忙，这时女性也要洗净双手。

此外，与其丈夫独自利用手淫采集精液，还不如在妻子的协助下，使丈夫感觉更自然，到达高潮后射精的精液质量较佳，量也会较多。进行人工授精时，最好使用这种精液。所以采集精液，夫妻要互助合作，以取得大量有元气的精液。

85 怎样将家里采集的精液带到医院？

进行人工授精时，采取精液后在2小时以内注入子宫内都有效。医院和家里的距离如果在1小时里程以内时，可在家里采集精液。

事先从医院处领取采集瓶，将精液放入其中。将瓶子夹在妻子的胸罩间带往医院。这是因为精液必须保持在男性体内时同样的温度。

由家里到医院如果要花很多时间，则夫妻一起前往医院。这是因为精液必须保持在男性体内时同样的温度。由家里到医院如果要花很多时间，则夫妻一起前往医院。

86 人工授精可能有哪些并发症？

接受人工授精的妇女常见的并发症有：

感染： 包括局部或全身感染。主要原因是精液本身并非绝对无菌，使用子宫内注射法或子宫颈内注射法，常常会造成子宫内膜或输卵管的感染。

月经紊乱： 有些妇女在接受人工授精期间，由于心理过分紧张，常常形成不排卵周期，致使人工授精失败，并且使月经变得混乱。

腹痛： 人工授精不但没有性行为的快感，反而有腹痛或腹胀的感觉。

产生抗精子抗体： 进行多次人工授精者，由于频繁的子宫操作，可导致输卵管水肿，或产生抗精子抗体。实际上，在进行10次以上人工授精的患者中，有3%~10%的人体内发现了抗精子抗体。

87 什么是帕克尔法？其精子分离效果如何？

也许有很多人已经听说选择生男生女的帕克尔法，甚至有很多人都希望这么做吧。那么，什么是帕克尔法呢？

帕克尔法是，分离丈夫精液中的X精子和Y精子，再植入子宫内的人工受精方法。显然这种方法在夫妻性交过程中无法进行，必须完全依赖医疗技术进行。

利用帕克尔法分离X精子与Y精子时，X精子会沉积在试管底部。虽然沉积在底部的精液中有10%的Y精子，但是90%是X精子，因此可以分离出X精子。

而生男孩的Y精子在试管上部，其中含20%的X精子。虽能采集80%的Y精子，但相对来说，含有较大比例的X精子，所以，现阶段帕克尔法只用来分离生女孩的X精子。

帕克尔法原本是针对因男性少精症而导致不孕的治疗方法，但是使用这种方法可以选择生女孩的6个例子，在1986年5月公布出来了。利用医疗技术生男生女，这在当时引起了很大的争论。反对的声浪认为“违反自然的道理”、“是脱离医疗范围的行为”。当时日本妇产科学会则声明，利用帕克尔法的生男生女法，是以“避免严重伴性遗传症”为目的而进行的方法。现在仍然持续着这种观点。

88 帕克尔法的原理是什么？如何进行精子分离？

对生男生女法，有很多的学者与医师们都曾加以研究。目前，成功率最高的就是“帕克尔法”。

帕克尔法是利用帕克尔液来分离精子的，因而得名。严格地说，应该是“帕克尔比重坡度法”。长年从事不孕症治疗研究的庆应大学名誉教授饭冢理八先生，在研究过程中偶然发现此法，能够克服精子减少症这种男性不孕问题。

在研究精液时，发现制造女孩的X精子比制造男孩的Y精子重7%。通过利用这一细小的比重差别，来分离X精子与Y精子，即是帕克尔法的原理。

具体办法是，制造出比重1.06～1.13为止的九种比重的帕克尔液(硅酸微粒子液)，依序将比重较大的液体到较小的液体自底部开始堆积，精子从上方倒入，放在离心分离器中，X精子与Y精子会各自聚集在比重相同的一层。亦即Y精子80%会聚集在比重1.06以下的部分(试管上方澄清部及中间层)，而X精子则会聚集在试管的最下层。

分离出来的X精子用滴管采出，以人工授精(配偶间人工授精＝AIH)的方式注入子宫内。这就是利用帕克尔法的生男生女法。因为事先只挑选X精子注入，因此怀孕产下的孩子，理论上，当然生下女孩的概率很高。这个方法的成功率与安全性都得到极高评价。但科学并不是万能的，目前利用帕克尔法人工授精生男生女法，其成功率也只达到90%而已。

89 试管婴儿是怎么回事？其发展历程如何?

试管婴儿是一项辅助性的生育技术，它是综合了生殖医学、胚胎学、内分泌学、遗传学以及显微镜操作的综合技术，通过体外授精，然后再将受精卵移植到体内孕育后出生的婴儿。

试管婴儿技术创立于1976年，世界上第一例试管婴儿是在1978年出生的。试管婴儿技术目前已经发展到第四代，越来越多的人已经开始了解并接受这种先进的技术了。

第一代试管婴儿技术：即体内授精和胚胎移植术，主要针对因女性输卵管障碍造成的不孕症。

第二代试管婴儿技术：即卵浆内单精子注射，不仅适用于女性输卵管不孕症，还能帮助解决因男性精子质量低下导致的不育。

第三代试管婴儿技术：即胚胎着床前遗传病诊断和染色体检查，可以有效地防止患有遗传性疾病的胎儿出生。

第四代试管婴儿技术：即采用卵浆置换和核移植的方法解决女性不孕，可以帮助大龄和因其他原因导致不孕的女性生育健康的宝宝。

与人工授精一样，试管婴儿的出现，无疑给不育的男女带来了希望，同时对一些患有严重遗传病或有风险患遗传病的夫妇来说，也是一种积极的辅助治疗措施，对于优生是十分有利的。

90 哪些人可以借助试管婴儿技术生儿育女？

归纳起来有十大类：女性输卵管因素造成的不孕，子宫内腔异位症，男性不育，原因不明的不孕不育，子宫肌瘤，免疫因素造成的不孕不育，年龄较大的女性，多囊卵巢综合征，习惯性流产，卵巢囊肿。

许多女性不孕症患者，特别是一些年龄比较大的女性，常常首选试管婴儿，认为这是最好的方法。其实这是一个误区。试管婴儿作为一种辅助生育技术，其最主要的用途是用于女性输卵管不通或者男性精液量少、质量差等原因导致的不孕不育症，也用于查不出原因的不孕不育症，是目前不孕不育症的最后解决手段，但它并不是专门为高龄妇女设计的，也并非无所不能。

据有关资料显示，一般的情况下，试管婴儿即使做得好，其

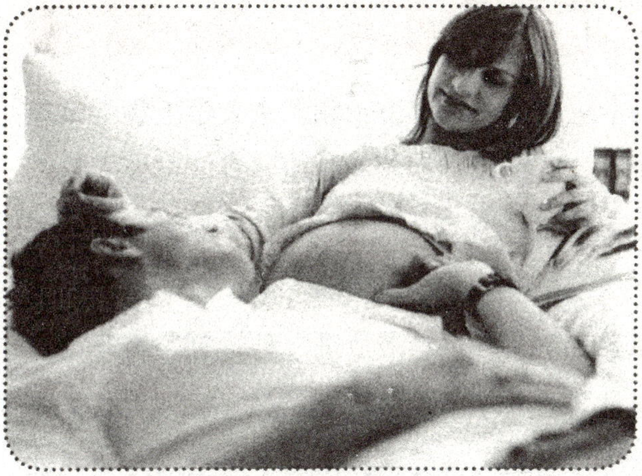

成功率也只有30%左右，女性如果到了40岁以上，成功率只有10%左右。由于高龄患者的试管婴儿成功率低，所以往往要进行几次才有可能受孕。有的女性因年龄缘故，做了六七个周期也不成功。实际上，女性超过45岁为时已晚，这时女性常常停止排卵，就没有可能做试管婴儿了。

如果女性超过了45岁仍未生育，但又错过了做试管婴儿的年龄，怎么办呢？据了解，目前还有两种方法可以帮助这些女性实现做母亲的愿望。

首先，可以通过捐卵的方式来实现。具体地说，就是用某个年轻女性捐助的卵细胞，与待孕女性的丈夫的精子混合，然后将受精卵移入待孕女性的子宫内，孕育长大。但是，这个婴儿在遗传学上将继承其丈夫和捐献者的特征。

其次，是核移植技术。即抽取年轻捐卵者的卵细胞核，注射到待孕女性(其卵细胞的核已经取出)的卵细胞内。因为后者细胞浆中也有遗传物质，所以将和前者的细胞核一起，共同决定将来婴儿的遗传性状。

以上两种方法不同于严格意义上的生育活动，所以仍然存在争议。尤其是后者，这种方式在伦理学上存在极大争议，为我国卫生部有关法规所不允许。

91 试管婴儿可以生男生女随心所欲吗？

日本东京庆应大学医学院的坂螺博士和东京大学生物学家茂利博士，应用人类精子分离技术，并和卵细胞结合，可使人随心所欲地生男或育女。目前至少有6位妇女按照自己的愿望，通过正常分娩产下健康女婴。

精子分离技术并不复杂，即将精液放进一种特制的液体培养基中，应用离心分离法，把带有Y性染色体的精子同带X性染色体的精子分开，然后再行人工授精受孕。由精子类型决定婴儿性别，带Y性染色体的精子同卵细胞结合即产男婴，同样的带X性染色体的精子与卵细胞结合即产女婴。医学专家担心采用这种技术，可导致人为的性别不平衡，会引起社会伦理方面的争论。当然，为了防止某些伴性遗传病的出现，需要人工控制胎儿性别，应用精子分离技术与试管婴儿技术结合，按人们的愿望生男或育女，从而达到控制遗传病的发生，优生优育提高人类的素质，是完全应该和可以采用这种优生学技术的。

提醒大家，我国有关法规明文规定，严禁用B超、性染色质、性染色体等检查手段，擅自进行胎儿性别鉴定。对精子分离技术除了适用于伴性遗传病需要控制胎儿性别之外，一律禁止使用于临床。

第五章

孕期保健——终于成功，保护果实

一、孕期保健

1 产前检查有何重大意义？

“十月怀胎”。在妊娠全过程中，无论是孕产妇和胎儿都要发生一系列生理变化；同时也可能遇到一些有害因素，产生各种病理变化，而造成孕产妇疾病或胎婴儿异常。因此，在整个孕期按时按期到指定医疗单位进行产前检查，建立孕妇登记卡，早期发现各种孕期异常情况，及时处理，使孕妇安全渡过孕期、分娩期与产褥期。

通过孕期检查，还能使每个孕妇及时得到优生优育及自我保健指导，尽可能及早诊断和防治任何影响分娩和胎儿发育的异常情况，从而消除对孕妇及胎儿有伤害的各种因素，降低孕产妇、胎儿、新生儿患病率和死亡率，以达到优生优育的目的。

2 产前检查的内容有哪些？

产前检查不仅包括对孕妇的检查，还包括对胎儿的监测以及对孕妇的既往和家族史的了解和有关的检查，其基本内容有：

(1)了解情况

除姓名、年龄、职业、结婚年龄、胎产次、末次月经及怀孕经过外，还应询问孕早期有无病毒感染，其它感染，用药，接触放射线史，胎动时间以及既往患病史、手术史和家族的遗传病史等。

(2)全身检查

全身系统检查，尤其应注意孕期血压可略升高，但不超过140/90mmHg或超过基础血压30/15mmHg；注意体重增长是否过多以及浮肿情况。

(3)腹部情况

观察腹部形态、大小、有无浮肿，并测量腹围和宫高；触摸胎位，孕30周以上异常胎位应积极矫正；多普勒听胎心，胎心率120～160次/分为正常；孕7个月时做骨盆测量，以估计胎儿分娩方式。

(4)常规化验

包括血常规及血型、尿常规、肝肾功能，空腹血糖、艾滋、梅毒等传染病的筛查、各种肝炎病毒的筛查，酌情做某些特殊检查。

(5)B超检查

一般在孕22～26周常规畸型筛查，至足月普通B超检查胎儿是否成熟及胎盘成熟度，孕期如有异常可酌情复查。

(6)胎儿监护

主要针对高危妊娠者做胎儿监护，如妊娠高血压疾病、过期妊娠、糖尿病合并妊娠等，如无合并症，孕36周后常规监测。

3 做B超能检查出哪些东西？

孕妇做B超检查，安全简便，效果可靠，没有痛苦，因此临床上较常用。B超能查出下列情况。

(1)孕早期

怀孕头3个月内做B超，可以观察妊娠的部位，以排除宫外孕或宫颈妊娠，还可以观察胚胎是否存活，单胎还是双胎等。

(2)孕中期

怀孕4个月后，胎儿即初具人形，各个脏器已逐渐发育成形。B超可清楚地显示胎儿的头颅躯干以及心、肺、肝、脾、胃、肾、膀胱等器官及四肢的情况，通过测量的数据，可以估计妊娠时间、胎儿的大小及成熟度等。此外，还可以确定羊水的多少，胎盘的位置、成熟度等。

(3)孕晚期

主要是了解胎位、胎儿大小、胎盘成熟度及有无老化、羊水量多少等，观察有无脐带绕颈。通过以上几个方面综合分析，可以指导分娩方式的选择。

当然，B超亦有其局限性，对胎儿功能性异常及分娩时间难以确定。早孕期做B超不宜太频、时间太长，以避免B超可能对胎儿造成的影响。

4 什么是早孕反应？会持续多久？

早孕反应是指一般月经每月一次的育龄妇女，停经约40天可出现厌食怕冷、倦怠、恶心和呕吐等症状。轻者仅感到不适，影响进食，严重者，可以滴水不进，出现黄疸，肝功能异常，肝脏受到损伤，并有低钾，低钠等电解质不正常等严重情况。

妊娠反应持续的时间有长有短。一般地讲，妊娠反应多在停经40天左右出现，到怀孕3个月（12周）时逐渐消失。当然，这些反应因人而异，有的人可能一点反应都没有，有的人可能一直反应到怀孕5、6个月甚至到分娩。

5 如何缓解早孕反应?

早孕反应对孕妇和胎儿影响不大，而重症者，由于进食少甚至完全不能进食，则可发生营养不良，维生素和矿物质缺乏，对孕妇和胎儿均可造成不良影响。因此发生妊娠呕吐应注意以下3个方面：

(1)消除精神紧张情绪

一般地讲，大多数妇女怀孕后，或轻或重地都会发生恶心、呕吐、嗜睡、乏力等早孕反应，一般在12周后会自然消失。因此孕妇正确对待妊娠和分娩，保持心情舒畅、精神愉快，消除不必要的顾虑。

(2)注意休息，加强营养

对一般的恶心、呕吐等早孕反应，应注意休息，饮食上多吃些清淡可口、易消化的饭菜，不要吃油腻的食物。每次不要吃得太饱，可少吃多餐，同时多吃蔬菜、水果以补充维生素和矿物质。

(3)全面检查

对反复呕吐、不能进食等重症情况，应去医院由医生做全面检查，必要时应住院治疗，以防止发生意外情况。

(4)保持心情舒畅

孕妇首先要知道这些反应不是病。然后可以采取转移注意力的办法，如和丈夫一起去看电影，去朋友家做客，逛公园，观花赏景等。同时，坚持进食，牢记吃饭是为了孩子的健康发育，

因为每个人的情况不同， 有人有反应，有人无反应，且反应的时间长短不一，但只要在各方面尽可能地消除产生早孕反应的原因，就一定能顺利地度过反应期。

6 早孕反应太剧烈怎么办?

早孕反应一般在清晨空腹时较重，但对生活工作影响不大，不需要特殊治疗，只要调节饮食。但如果早孕反应太过剧烈则应考虑是否保胎。

只要注意起居，早孕反应在妊娠12周左右会自然消失。但是，也有少数孕妇反应较重，为妊娠剧吐。呈持续性，不能进食、水。由于频繁剧吐，吐物除食物、粘液外，还可有胆汁和咖啡色样物(证明是胃粘膜出血)。孕妇明显消瘦、尿少，应及早到医院检查。如果出现血压降低，心率加快，伴有黄疸和体温上升。甚至出现脉细、嗜睡和昏迷等一系列危重症状时，即不宜强求保胎，应及时住院终止妊娠。因为在这种情况下会出生体质不良的婴儿，甚至是畸形儿。

7 什么是流产? 流产的征兆有哪些?

所谓流产，是指妊娠不满20周而产生的妊娠中断现象，发生于妊娠2～3个月的流产，称早期流产；妊娠4个月后出现的流产称为晚期流产，连续流产3次以上，称为习惯性流产，也叫复发性流产。

流产最主要的信号就是阴道出血和腹痛（主要是因为子宫收缩而引起腹痛）。如果孕妈妈发现自己阴道有少量流血，下腹有轻微疼痛或者感觉腰酸下坠，这可能就是流产的前兆。这时孕妈妈也不必太过紧张，最好的方法就是卧床休息，如果情况变严重，则需要及时就医。

8 导致早期流产的原因有哪些?

导致自然流产的原因很多，遗传基因缺陷、免疫因素、母体疾病因素甚至是环境因素，都可能引起自然流产。

(1)胚胎发育不正常，是早期流产最常见的原因。

(2)孕妈妈如果患有慢性疾病，比如贫血、高血压、慢性肾炎、心脏病，容易导致流产。患有子宫畸形、盆腔肿瘤、宫腔内口松弛或有裂伤等生殖器官疾病的孕妈妈．也有可能造成流产。

(3)孕妈妈若受到含汞、铅、镉等有害物质或有毒环境的影响。又或者受到物理因素如高温、噪声的干扰和影响，也可导致流产。

(4)孕妈妈若受到病毒感染。母体的病毒通过血液进入胎盘，会导致流产。孕妈妈体内黄体功能失调，或者甲状腺功能低下也会造成流产。

自然流产是一种淘汰缺陷胎宝宝的机制，不是完全有害的。因此，一旦发生流产，孕妈妈也不必过于伤心。

9 怎样预防流产?

(1)在适宜年龄孕育，可以减少流产的发生。

(2)注意均衡营养，摄取足够的维生素与矿物质。

(3)养成良好的生活习惯，协调工作压力，改善工作环境，避开所有污染物质。

(4)避免使腹部紧张或受压迫的动作，如弯腰、搬动重物、伸手到高处去取东西及频繁地上楼下楼等活动。

(5)不要乘坐震动剧烈的交通工具，坐汽车时尽量坐在前排。

(6)稳定情绪，不紧张、不兴奋。情绪激动和波动会诱发子宫收缩。注意不要大笑。

(7)一旦发生流产征兆，就应卧床休息，必要时去医院就诊。

10 冬季保健有哪些注意事项?

冬季气温低、温差大，孕妇要加强自身保健，保证胎儿顺利成长。主要应注意以下四方面。

(1)注意保暖，严防病毒感染

冬天气温低，温差变化大，易发生风疹、流感等病毒性传染病，孕妇若感染此类病毒，会对胎儿造成不同程度的损害。因此孕妇注意不要与患病人员接触，并且自己要注意衣着和起居，室温力求稳定，寒潮来临时要多加些衣服，外出时要注意保暖，以防着凉受寒。切不可到疾病流行的公共场合去，包括公共厕所。

(2)注意调节饮食，保证营养

冬季，人消耗热量大且快，因此，孕妇要吃好，如多吃些鸡、鱼、瘦肉、蛋、乳、豆制品和动物肝肾等营养丰富的食品。另外，还要注意多吃些蔬菜和水果，以保证所需的维生素。

(3)注意严防跌伤

冬天潮湿路滑，孕妇身体笨重。因此，孕妇要注意不穿高跟鞋或胶底鞋，以防滑倒跌伤。穿布底、软底鞋较为适宜。

(4)注意多晒太阳

由于胎儿骨骼发育的需要，孕妇要补充比常人更多的钙质。钙在体内的吸收和利用离不开维生素D，维生素D又需要在阳光紫外线参与下在体内进行合成。因此，孕妇必须注意多晒太阳，平均每天不应少于半小时。

11 夏季防暑应注意哪些问题?

夏季天气炎热，孕妇新陈代谢旺盛，产热比常人多，体温也比常人约高0.5℃，因此，夏季孕妇比一般人更怕热，更要注意保健。

(1)要休息好

要保证充足的睡眠时间，减少活动量，防止大量出汗。

(2)要注意营养

要设法调节饮食，增强食欲，注意摄取高蛋白、多种维生素和各种微量元素，以增强体质，保证胎儿健康发育。为防止便秘，应多喝水，多吃新鲜蔬菜和瓜果。

(3)要勤洗澡，勤换衣

用温水淋浴是散热防暑的好方法，不宜坐浴。水温以28～30℃为好。洗浴时注意外阴部和乳房的卫生。

(4)不宜过多食冷饮，以免伤脾胃

出汗多时应补充足量的水分和盐分，每天可喝几杯桔子果汁，以增强抗病能力。有的孕妇经不起伏热，便想法贪凉，结果健康受损。

(5)避免受凉

睡觉时注意盖好腹部，以防受凉。用电风扇吹风时，宜用近似自然风的一档，并适可而止。孕妇从高温中走入冷气较足的房间，不宜呆得过久，防止腹部受凉。

(6)款式简洁宽松，易脱穿

夏季炎热，内衣要柔软，吸湿性强，不穿化纤衣物，化纤织物透气性差，影响皮肤散热，又容易引起皮肤搔痒。

12 孕期应如何护理好乳房？

为保证婴儿能顺利地吸吮乳汁，孕期就应注意乳房的护理。

●**戴合适胸罩** 妊娠后乳房发育很快，重量不断增加，易变成垂乳，为不影响乳房发育，防止乳房下垂，不要穿过紧的上衣，应佩戴合适的胸罩，以减少对乳头的刺激，保证乳房健康和

美观。最好选择哺乳用胸罩，但不宜过紧。

●**擦洗乳头** 妊娠4～5个月或5～6个月后，应每日用毛巾蘸中性肥皂水或香皂水和温水擦洗乳头，然后在乳头乳晕上涂一层油脂，如橄榄油或润肤液，以防乳头皲裂。妊娠晚期开始，每日至少应认真擦洗乳头2次，以保持乳头皮肤清洁，避免细菌侵入和哺乳期乳头易皲裂或引发乳腺炎。

●**按摩** 在妊娠7个月后，孕妇自己可进行乳房按摩。按摩时，从乳房周围到中心，轻轻地揉搓。具体方法是：露出乳头，用手掌侧面围绕乳房均匀按摩，每日1次，每次5分钟，以增加乳房血液循环，促进发育。或将按摩油或膏涂在乳头和乳房上，轻轻按摩，按摩后再洗去按摩膏或油，涂以润肤霜。

●**外拉乳头** 为防止乳头内陷，避免产后哺乳困难，应经常将乳头向外提拉：①乳头伸展练习，对内陷的乳头清洗干净后，将两指平行地放在乳头两侧，慢慢地将乳头向两侧外方拉开，牵拉乳晕皮肤和皮下组织，尽量使乳头向外突出，重复多次；随后再将两指分别放在乳头上、下两侧，使乳头向上、下纵行拉开，重复多次。每日2次，每次5分钟。②乳头牵拉练习，乳头短小或扁平者，可用一手托住乳房，另一只手的拇指和中、食指抓住乳头将乳头轻轻向外牵拉，或将两拇指放在乳头两侧，左右挤动，再上下挤动，将乳头挤出。每日2次，每次重复10～20下，甚至更多。③佩戴乳头罩，从妊娠7个月开始佩戴，通过乳头罩对乳头周围组织的恒定、柔和压力促使内陷乳头外翻，其中央小孔持续突起，以纠正乳头内陷，有利于产后哺乳。

●**保持两乳房大小一致** 为防止出现大小乳房，睡觉时尽可能做到不要常固定侧向一边，或者在睡觉前用宽大胶纸贴在乳房两侧，以起固定作用(皮肤过敏者禁用)；如果发现两个乳房大小不一，可适当多按摩小的乳房，促进其增大。

●忌过多刺激乳房 在整个孕期对乳房的刺激不宜过多，尤其在妊娠末期，刺激乳房可诱发子宫收缩，有引产和催产作用，因此，凡有流产、早产史，曾发生过胎膜早破、死胎，有过多次人工流产、引产史且合并有宫颈内口功能不全的孕妇，在孕期均不能过多地刺激乳房和乳头。

13 孕妈妈洗澡应注意哪些问题？

孕妇在怀孕期间由于汗腺和皮脂腺分泌旺盛，头部的油性分泌物增多，阴道的分泌物也增多，因此孕期应经常洗头、洗澡，勤洗外阴，勤换内衣，以保持体表的清洁，促进周身血液循环和皮肤排泄作用。但孕妇在洗澡过程中应注意以下几个方面。

(1)洗澡方式最好淋浴

妊娠期间，由于身体内激素的分泌发生了变化，使阴道分泌物的酸碱性改变，阴道对外来病菌的抵抗力降低，坐浴时。浴后的脏水可进入阴道，进而引起宫颈炎、附件炎，有时还会导致宫内感染，引起早产，尤其是妊娠后期更易发生这种情况。因此，孕妇不宜盆浴，更不要到公共浴池去洗澡。还有，淋浴时尽量不要弯腰。

(2)洗澡时间不宜过长

浴室内由于通风不良，空气污浊，温度高，这些都会降低空气中的氧气含量，再加上热水的刺激，使孕妇体内的血管扩张。这样血液流入躯干、四肢较多，进 入大脑和胎盘的血液减少，氧气的含量也会减少；而脑细胞对缺氧的耐受力很低，因此，有少数的孕妇会因此而发生昏倒。若孕妇洗澡时间过长，就会造成胎儿缺氧，胎儿脑缺氧时间如果过长，则会影响神经系统的生长发育。因此，孕妇一般要控制自己洗澡时间不宜超过15分钟，或以孕妇本身不出现头昏、胸闷为度。

(3)水温不宜过高

水浴温度过高，会对胎儿的中枢神经系统造成危害。孕妇体温比正常体温高1.5℃时，胎儿细胞发育可能停滞；上升3℃时，则有杀死胎儿脑细胞的危险。而且这种脑细胞的损害常常是不可恢复的。胎儿脑细胞损害的表现。轻者有智力障碍，重者可出现小眼球、唇裂、外耳畸形等，还可反复发作癫痫。一般高温水浴持续时间越长，水温越高，后果越严重。因此，孕妇不要用39℃以上的水洗浴。

14 孕妇穿鞋应注意什么？

穿鞋首先要考虑安全性。选择鞋时应注意以下几点：

①鞋的宽窄、大小合适，透气性好、宽松、轻便，富有弹性，帮底柔软的鞋，有助于减轻脚部的疲劳。避免穿用松软的拖鞋或帮底较硬的皮鞋或高跟鞋。②鞋后跟宽大。③鞋后跟高度不超过3厘米。④鞋底上要有防滑波纹，具有防滑性。

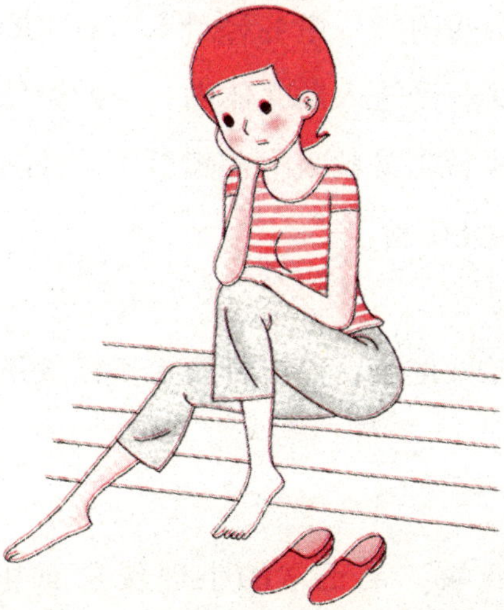

妊娠期不适宜穿高跟鞋和容易脱落的凉鞋或拖鞋等。特别是高跟鞋，不但容易摔跤，而且是造成腰酸背痛、脚尖痛、小腿痛的原因之一。无跟平底鞋因易使身体重心落在脚后跟，过久站立行走会引起脚跟痛和腰痛。孕妇最好穿软底布鞋、旅游鞋、帆布鞋，这些鞋有良好柔韧性、弹性和弯曲性，穿着舒服、轻便，并可防止摔倒。为保持正常足弓，以减少脚部疲劳、肌肉疼痛、抽筋等，最好的办法是采用适当厚度的棉花团垫在脚心部位作为支撑。到妊娠晚期，脚部水肿，则要穿稍宽大一些的鞋。

15 孕妇不宜用的化妆品有哪些?

化妆本来并非禁止之事，但一旦怀孕了，可就要警惕了。孕妇禁用的化妆品在孕前已经有所介绍，这里再做个盘点。

(1)染发剂

染发剂不仅会引起皮肤癌，而且还可能引起乳腺癌，导致胎儿畸形。

(2)冷烫精

妇女怀孕后，不但头发非常脆弱，而且极易脱落。若是再用化学冷烫精烫发，更会加剧头发脱落。此外，因为冷烫精中常含一种含硫基的有机酸，属有毒化学物质，影响体内胎儿的正常生长发育。少数妇女还会对冷烫精产生过敏反应。

(3)口红

口红是由各种油脂、蜡质、颜料和香料等成分组成。其中油脂通常采用羊毛脂，羊毛脂除了会吸附空气中各种对人体有害的重金属微量元素，还可能吸附大肠杆菌进入胎儿体内。孕妇涂抹口红以后，空气中的一些有害物质就容易被吸附在嘴唇上，并随着唾液侵入体内，使孕妇腹中的胎儿受害。

(4)脱毛剂

脱毛剂是化学制品，会影响胎儿健康；而电针脱毛不但效果不理想，电流刺激还会影响胎儿。

(5)祛斑霜

孕期脸上会出现色斑加深现象，是正常的生理现象而非病理现象。孕期祛斑不但效果不好，还由于很多祛斑霜都含有铅、汞等化学物以及某些激素，长期使用会影响胎儿发育，有致畸的可能。

(6)洗涤剂

洗涤剂中一些含有腐蚀性的物质，通过皮肤吸入人体，当达到一定的浓度时，就导致受精卵的死亡，使妊娠中止。

16 孕妇不宜从事的工作有哪些？

孕妇在妊娠期应避免从事可能对胎儿造成危害的工作，有如下几类：

- 有受放射线辐射危险的工作：如医院的放射科、单位的计算机房、飞机场的安检部门等。因为X线对孕早期的影响最大，会导致胎儿发育障碍或畸形。
- 接触刺激性物质或有毒化学物品的工作：如油漆工、农药厂、石油化工厂、施撒农药等。这些对人体有害的刺激性气体被孕妇吸入体内，会引起流产或早产。
- 接触动物的工作：动物常携带有病菌，可通过孕妇感染胎儿，导致胎儿发育异常。如猫携带的弓形体病菌可以侵入胎儿的中枢神经，形成脑积水、无脑儿或出现视网膜异常。
- 接触传染病人的工作：如果孕期的抵抗力很低，当孕妇接触到传染病毒时有可能被感染，从而导致胎儿畸形。
- 高温、高噪声环境的工作。
- 高强度的流水线工作：过度的疲劳也会导致流产。
- 需频繁做上下攀高、弯腰下蹲、推拉提拽、扭曲旋转等动作的工作有摔伤的危险，会引起流产及早产。
- 伴有强烈的全身和局部振动的工作：如拖拉机驾驶员、摩托车手、汽车售票员。

●野外作业或单独一人的工作：发生意外时，无条件抢救、无人相助。在孕期中，这些工作有可能对胎儿和孕妈妈本身产生伤害，应该暂时转岗回避。

17 怎样对胎儿进行自我监护？

妊娠期的胎儿监护方法归纳起来有两种，即产前检查和孕妇自我监护。前者需要在医院由医生进行，但需要孕妇配合。后者是由孕妇本人或家人完成。胎儿生长在母亲子宫内，与母亲血肉相连，母亲能最先感知胎儿的变化。所以，只要您掌握了自我监护胎儿的方法，就有可能做到对胎儿随时进行监护。常用的自我监护方法有：

(1)详细记妊娠日记

每天记录自己身体的变化、生活情况，如有服药应清楚记录药名、剂量、服药天数等，是否接触了有害物质，到医院检查情况等。

(2)胎动计数

从怀孕30周开始，每天早，中、晚在相对固定的时间里数胎动，每次1小时，注意胎动的次数和强弱。3次胎动数之和乘4即为12小时的胎动计数。当胎动计数每12小时大于等于30次时为正常，小于20次为异常；小于10次则提示明显缺氧。若胎动突然减少或突然频繁、强烈，特别是随之出现的胎动停止是胎儿急性窘迫的表现，提示胎儿在宫内缺氧，应到医院检查。

(3)胎心率记数

由丈夫或其他人帮助听胎心率也是自我监护的方法之一，正常胎心率为每分钟120～160次。

（4）称体重

孕妇体重变化可间接反映胎儿生长情况。孕28周后每周体重平均增加300～500克，若连续几周体重不增或增加过快，都应请医生帮助查原因。

医学监护和自我监护方法结合应用，便能使胎儿在整个宫内生长期获得良好的监护。

18 怎样发现与矫正胎位异常?

胎位异常分娩者对母亲及胎儿都有很大的威胁，是造成难产和围产儿死亡的重要原因之一。因此，早期发现异常胎位，及时给予矫正，可降低难产发生率，从而也降低了围产期孕妇及胎儿死亡率。

具体措施：孕妇要及时去医院进行孕期检查，医生通过四步手法确定胎位是否异常。若为臀位或横位，在孕30周前可以自行转位而成正常。但若30周后不能自动复位者，应加以矫正，方法有如下几种。

(1)胸膝卧位

做前应解小便，松腰带，必要时于半小时前服舒喘灵4.8毫克，以增加成功率。在医生的指导下正确执行，每次15分钟，每日早、晚各一次，一周后复查。

(2)侧卧位转位法

孕妇夜间睡觉时，身体卧位胎儿身体肢侧，利用重力的关系使胎头进入骨盆。

(3)艾灸至阴穴

每日一次，每次15分钟，一周后复查。

(4)改良外倒转术

适用于32～36周妊娠的转位。方法是术前30分钟先口服舒喘灵4.8毫克，以松弛子宫平滑肌，然后进行腹壁阴道双合倒转术，转位成功后用腹带加以固定。手术要慎重，严格筛选适应征和禁忌征。

19 如何预防早产?

早产是在妊娠28～37足周前这一阶段提前分娩。早产儿由于各个器官组织发育还不够成熟，体重往往低于2500克，也被称为低体重儿。孕妈妈谨防早产，注意如下几个方面。

(1)注意孕期卫生，充分认识各种可能引起早产的因素，并加以避免。

(2)注意生活中不要过度劳累，每天按时起居，注意休息。

(3)节制性生活，特别是曾有流产或早产史的孕妇，在孕晚期应禁止性生活。

(4)注意控制饮食中的盐分摄入，以免体内水分过多而引发妊娠高血压疾病，从而引发早产。

(5)预防便秘和腹泻，避免因此引起子宫收缩，引起早产。

(6)坚持定期作产前检查，一旦发现胎位异常，应及时在医生指导下积极纠正。

(7)不长时间做压迫腹部的家务活，避免撞击腹部，避免剧烈活动。

(8)走路和起坐时要小心，避免摔倒。孕后期避免开车，也不要乘机出行或搭乘振动较大的交通工具出行。

(9)一出现早产症状就应尽快去医院，不可延误时机。

二、孕期营养

20 孕早期孕妇应如何均衡营养？

孕早期的膳食营养强调营养全面、合理搭配，避免营养不良或过剩。虽然第1周的精子和卵细胞还未真正地结合在一起，但也一定要遵循这样的饮食原则。

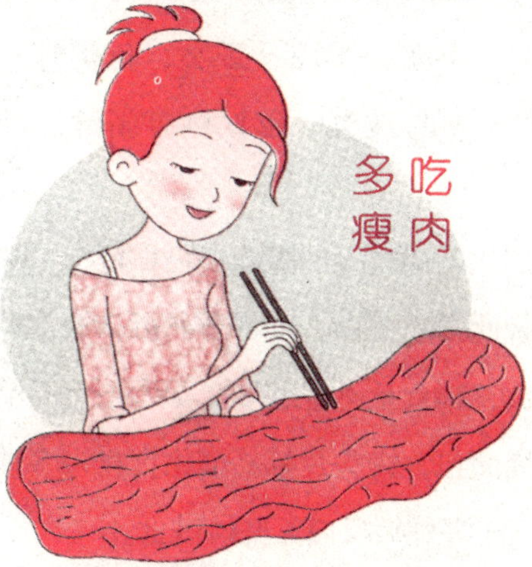

母亲应适当地增加糖类的摄入量，以保证胎儿的能量需要。孕妇每天至少应摄入150克以上的糖类，以免因饥饿而使体内血液中的酮体蓄积。一旦这些物质被胎儿吸收后，对胎儿大脑的发育将产生不良影响。此外，孕妇的脂肪摄入量也不能过低，以防止脂溶性维生素不能被吸收。

孕早期胚胎的生长发育及母体组织的增大均需要蛋白质。孕早期是胚胎发育的关键时期，此时，如果孕妇体内蛋白质、氨基酸缺乏或供给不足会引起胎儿生长缓慢，甚至造成畸形。同时，早期胚胎不能自身合成氨基酸，必须由母体供给，因此，母体应从膳食中获得充足的优质蛋白质。只有每天不少于40克的蛋白质供给，才能满足母体和胎儿的需要。不愿吃动物性食物的孕妇可以补充奶类、蛋类、豆类及坚果类食物。

孕早期应确保孕妇无机盐和维生素的供给。另外，为了补充足够的钙质，孕妇应多进食牛奶及奶制品。不喜欢喝牛奶的孕妇可以喝酸奶、吃奶酪或喝不含乳糖的奶粉等。呕吐严重的孕妇易出现体液平衡失调的症状，应多食蔬菜、水果等碱性食物，以防发生酸中毒。

21 孕早期孕妇应如何饮食？

在妊娠的早期，由于胚胎幼小，孕妇的进食量和所需营养素与怀孕前期基本相似。孕妇每天最低营养需要大致包括200克主食、40克以上蛋白质(相当于50克瘦肉+2个鸡蛋)，在此基础上配以优质蛋白质，如猪瘦肉、肝脏、牛奶、鸡肉、蛋类、鱼类等。同时，孕妇要注意补充维生素C，多吃菠菜、猕猴桃等新鲜绿叶蔬菜、水果和豆类制品。

此时，孕妇应注意吃些容易消化、清淡少油腻的食物和符合口味的食物，避免食用过分油腻和刺激性强的食物。可将孕妇每日饮食调整为少量多餐，每天加二三次辅食，辅食量不宜过多。孕妇在每天清晨早孕反应严重时，尽量吃一些烤面包、馒头片等易消化食物，多饮水，保持心情舒畅，克服恶心、呕吐等妊娠反应，坚持进食。

22 孕中期孕妇应如何均衡营养？

到了妊娠中期，由于胎儿的快速发育使孕妇的消耗增加，应该注意适当增加营养，以保证身体的需要。

孕妇体内能量及蛋白质代谢加快，对B族维生素的需要量增加，因此，孕妇在此时期应该摄入富含此类物质的瘦肉、肝脏、鱼、奶、蛋及绿叶蔬菜、新鲜水果等。

孕妇应对食物有所选择，限制一些不利于健康的食物，如辣椒、胡椒等辛辣食物和咖啡、浓茶、酒等，因其有刺激神经兴奋作用，不利于孕妇休息，酒对胎儿还有毒性作用。

此时胎盘和胎儿的发育都需增加血液量，铁的需要量甚至达到孕前的2倍。孕妇本身胃酸减低也影响食物中的铁吸收，孕期血稀释也使铁的水平降低，因此容易发生贫血。贫血会使孕妇发生妊娠高血压综合征的概率明显增高，还会使胎儿的生长发育受到影响，如宫内生长迟缓、足月时体重不够2.5千克、出生后易发生呼吸道及消化道感染等。分娩时，贫血的孕妇常使胎儿不能耐受子宫阵阵收缩造成的缺氧状态，在子宫内窒息；孕妇本身还会发生宫缩乏力、产程延长、产后出血多等情况；严重贫血会导致未成熟儿及早产儿的发生率明显增高。

因此，孕妇要多吃富含铁的食物，如瘦肉、家禽、动物肝、动物血及蛋类等。同时要多吃水果和蔬菜。水果和蔬菜不仅能补铁，所含的维生素C还能促进铁的吸收和利用；在主食上最好多吃面食，因为面食较大米含铁多，吸收率也比大米高。

23 孕中期孕妇应如何饮食？

孕中期孕妇食欲较好，胎儿的生长速度加快，对各种营养素的需要量显著增加。可根据个人的经济条件，各地区物质供应状况予以足量摄入。

主食方面不要单调，以米面和杂粮搭配食用。副食要做到全面多样、荤素搭配，要多吃些富含多种营养素的食物，如猪肝、瘦肉、蛋类、鱼虾、乳制品、豆制品等，并且要多吃些新鲜的黄绿色蔬菜和水果，以保证胎儿的正常生长发育。

此时孕妇易出现便秘和烧心，应多吃些富含纤维的食品，如芹菜、白菜、粗粮等。烧心多是由于食入糖分过多，可适当吃些萝卜，因其含有消化糖的酶类，能减轻不适的症状。

在增加营养的同时，要重点增加维生素的摄入量，而且要注意铁元素的摄入，多吃含铁丰富的菜、蛋和动物肝脏等，以防止发生缺铁性贫血。

24 孕晚期孕妇应如何均衡营养？

由于胎儿的迅速生长和母体内的一系列变化，孕妇对营养素的需要量迅速增加，尤其是最后3个月，需要量增加得更多，特别是对钙、铁、碘、锌等矿物质的需求尤为迫切。如果孕妇缺乏矿物质，会出现妊娠合并贫血；孕妇发生小腿抽搐，容易出汗、惊醒；胎儿先天性疾病发病率(如缺钙)增加。因此，孕妇应注意合理补充矿物质。具体来说，要注意有以下方面。

孕妇每日需要摄入、贮存一定量的铁，以补充自身的消耗，避免分娩时因失血造成铁的流失。如果孕妇缺铁，容易造成自身和胎儿贫血和营养不良，胎儿发育易受影响。

如果贫血加重，则会引起早产、低体重儿或者死产。为了预防妊娠贫血，孕妇到了妊娠晚期，就应适当补充铁元素，吃足量的含铁食品。这类食品有：动物的肝、心、肾以及蛋黄、瘦肉、黑鲤鱼、虾、海带、紫菜、黑木耳、南瓜子、芝麻、黄豆、绿叶蔬菜等。维生素C能增加铁在肠道内的吸收，应多吃些维生素C含量多的蔬菜、水果。药物补铁应在医生指导下进行，因为过量铁元素的摄入将影响锌的吸收利用。

矿物质中孕妇对钙的需求量最为重要。怀孕最初3个月，胎儿对钙的需求量不大，随着胎儿的生长，从第4个月开始钙的需求量增加。如果妊娠期供钙不足，母体血钙降低，可发生手足抽搐；严重时，胎儿会从孕妇的骨质中夺取大量钙和磷，来满足胎儿自身发育的需要，结果导致孕妇骨质软化，胎儿也可能产生先天性的佝偻病和缺钙抽搐。

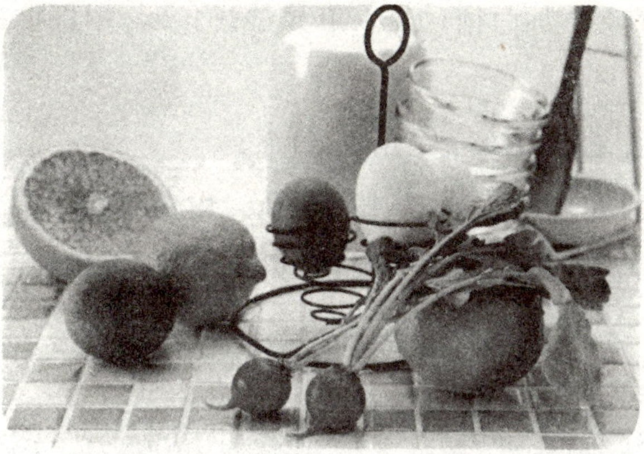

一般分娩后，哺乳产妇将丢失8%～10%的钙，易发生骨质疏松症。因此在妊娠期，孕妇应重视钙的摄入与补充，保护胎儿和自身健康。孕妇在妊娠中期，要多食富含钙的食品，如虾皮、牛奶、豆制品和绿叶菜、坚果类、芝麻酱等。应注意不能过多服用钙片及维生素D，否则会导致新生儿患高血钙症，严重者将影响胎儿的智力。

随着胎儿发育的加速和母体的变化，各种微量元素的需要量也相应增加。孕妇食欲增加，只要合理调配食物，通常不会影响各种微量元素的摄入。

25 孕晚期孕妇应如何饮食？

到了孕晚期孕妈妈可以吃一些营养丰富的食物了，被营养学家称为“高价营养品”的海洋食物。它们富有脂肪、胆固醇、蛋白质、维生素A和维生素D，对胎儿眼睛、皮肤、牙齿和骨骼的发育非常有好处。据研究，海鱼中含有大量的鱼油，而且这种鱼油具有促进新陈代谢正常进行的特殊作用。海鱼还可以提供丰富的矿物质，如镁、铁、碘等元素，它对促进胎儿成长有良好的作用。

除此之外，海洋动物食品还具有低热量、高蛋白的特点。因此孕妈妈可以适当多吃。在孕后期，怎样合理地安排每天的饮食呢？这可是很有学问的！这里介绍1种1日食谱，孕妈妈可以参考一下(全日用油25克)孕后期一日食谱：

早餐：牛奶250克，加白糖10克；麻酱烧饼1个，用标准粉100克、芝麻酱10克。

早点(上午10点左右)：鸡蛋羹，用鸡蛋1个。

午餐：米饭，用大米150克；肉末雪里蕻，用瘦猪肉70克、雪里蕻100克；素炒油菜薹，用油菜薹150克；鱼汤，用鲫鱼50克、香菜10克。

午点(下午3点左右)：牛奶250克，加白糖10克。

晚餐：米饭，用大米150克；炒鳝鱼丝，用黄鳝100克、柿子椒50克；素炒菜花，绿菜花150克；紫菜汤，用紫菜10克、虾皮10克。

晚点：橘子100克。

26 孕期需要摄入哪些维生素？各有什么作用？

维生素A又名视黄醇，是人体必需又无法自行合成的脂溶性维生素，是保持健康的皮肤、视力、细胞生长以及再生所必需的物质。孕妇缺乏维生素A会影响胎儿生长发育，引起胎儿生理缺陷。妊娠期的孕妇每天需要维生素A高约8000单位，一般正常的饮食中有足量的肉类、鸡蛋和新鲜蔬菜，可以满足孕妇维生素A的需要量，不必额外服用鱼肝油丸。如果孕妇早孕反应严重，胃口不佳或饮食调节不够，可适当补充。

专家建议，孕妇除应遵照医嘱补充维生素A外，较安全的是从植物性食物中摄取β-胡萝卜素，或类胡萝卜素(维生素A原)。如食用胡萝卜、玉米、甘薯、黄豆、南瓜、香瓜、菠菜、油菜、杏、柿子等。

维生素D是一种脂溶性维生素，它可以影响钙的吸收，而钙是促进骨骼发育以及血液凝固的重要物质。缺乏维生素D可使孕妇发生骨质软化、骨盆畸形，也可使胎儿的牙齿萌出和骨骼钙化受到明显影响，严重者可发生先天性佝偻病。

孕妇摄入适量的维生素D对健康有益，在补钙时适当补充一些维生素D可以帮助钙的吸收。

维生素E又名生育酚，广泛存在于绿色植物中，动物体内仅含微量。维生素E有利于免疫系统保持健康。维生素E对于从食物中产生热量和维持各项功能的健康都很重要。维生素E能促进人体新陈代谢，增强机体耐力，维持正常循环功能，还能维持骨骼、心肌、平滑肌和心血管系统的正常功能。此外，维生素E与维持正常生育有关，可预防流产、早产，促进胎儿生长发育。孕妇维生素E缺乏可引起肌肉萎缩，胎儿发育异常等不良后果。

维生素B_6是中枢神经系统活动、血红蛋白合成以及糖原代谢所必需的辅酶。它直接关系到蛋白质和脂肪的代谢。人体若缺乏维生素B_6，发生脂溢性皮炎、舌炎、神经系统功能障碍等。

孕妇在孕期由于雌激素增加，色氨酸代谢增加，维生素B_6的需求量也增加。此外，妊娠时血液稀释，孕妈妈体内的维生素B_6水平下降，因此适量维生素B_6的补充是非常必要的。

27 孕期为什么要补铁？应如何补？

铁是血红蛋白、肌红蛋白、细胞色素酶类以及多种氧化酶的组成成分。它与血液中氧的运输和细胞内生物氧化过程有着密切的关系。因此，铁是造血原料之一。

怀孕期间，孕妇除了维持自身组织变化的需要外，还要为胎儿生长供应铁质。胎儿除了摄取日益增长所需要的铁质之外，还需要在肝脏中贮存一部分铁质。同时，母体还要为分娩失血及哺乳准备铁质。

轻度缺铁性贫血是妊娠期较常见的一种并发症。轻度贫血对于妊娠及分娩的影响不大，而重度贫血可以引起早产、低体重儿或者死产。整个妊娠期胎儿及母体红细胞生成需要铁大约800毫克。为了预防妊娠贫血，孕期必须吃足量的含铁食品。

富含铁的食物有猪肝、精瘦肉、鸡蛋等，这些都含有丰富的血红蛋白铁和肌红蛋白铁。

有些食物，如菠菜、蛋黄，铁含量很丰富，却不能被吸收。容易被吸收的含铁食物有肝脏、豆类食品、燕麦、大麦、牛肉、鸡肉、泡菜、甜菜、土豆、樱桃、葡萄干、南瓜、沙丁鱼及虾等。

一些富含维生素C的食物，如柑橘、草莓、青椒等与含铁质的食物一起食用，可促进铁质的吸收，而奶、咖啡、茶和抗酸剂等则会妨碍铁质的吸收。孕早期，孕妈妈每天至少应摄入5～20毫克铁；孕后期，每天应摄入20～30毫克铁。可耐受的最高摄入量为60毫克。含铁质的口服制剂一般选择乳酸亚铁型补铁保健品，因为乳酸亚铁更有利于人体的吸收和利用。

28 孕期为什么要补锌？应如何补？

一般来说，孕妈妈日需锌量为20毫克。医学家们认为，缺锌将影响细胞的分裂和再生。因此孕妈在整个孕期内及哺乳期，都应适当补锌。

被誉为“生命之花”的微量元素锌是体内100多种酶的组成成分之一，一旦机体缺锌，众多酶不能发挥其作用，易造成生命代谢障碍。锌对促进智力发育作用重大。

大脑神经细胞从胚胎10～18周开始到胎儿发育8个月，神经细胞的增殖基本结束，可谓“次性完成”，新生儿出生时脑神经细胞的数目与成人大致相同。众所周知，智力的物质基础是大脑中的神经细胞。而锌在促进脑神经细胞核酸的复制与蛋白质的合成中扮演重要角色，如若锌缺乏，不仅影响脑细胞的分裂与数量，并对胎儿的视觉、性器官的发育也有影响。

新近美国研究人员发现，如给血浆锌水平低的孕妇补锌，则婴儿出世的体重与头围均获增加。据对国内8个省市4000多名孕妇、乳母的调查发现，她们对锌摄入量无一人达到中国营养学会推荐的供给标准(孕妇、乳母每天锌摄入量应达到20毫克)，缺锌发生率达30%左右。此与我国膳食以植物性食物为主，锌含量较低及谷物、蔬菜含草酸、植酸干扰锌吸收有关。有关专家建议妊娠妇女应注意从食物中补锌。一般来说，动物性食物含锌量高于植物性食物，而且生物利用率也高，如肉类、动物内脏、鲜蛋、牛奶及鱼虾类、海带、银耳、豆制品、花生米等含锌量也很高。蔬菜中锌的含量普遍比较低，其中含锌量较高的有油菜、萝卜、韭菜、黄花、大白菜等。

29 孕期为什么要补铜？应如何补？

胎膜由羊膜和绒毛膜组成，羊膜中有胶原纤维和弹性物质，它们决定了羊膜的弹性、脆性和厚薄。近年来，随着对微量元素的重视和检测方法的改进，发现胎膜早破的产妇的血清铜值均低于正常破膜的产妇。这说明胎膜早破可能与血清铜减少有关。铜在胶原纤维的胶原和弹性蛋白的成熟过程中起关键作用，而胶原和弹性蛋白又为胎膜提供了特殊的弹性与可塑性。如果铜元素低，就极易导致胎膜变薄，脆性增加，弹性和韧性降低，从而发生胎膜早破。胎膜早破对胎儿的影响很大：首先，可引起早产；其次，胎膜早破可直接导致胎儿子宫内缺氧。如果胎膜破裂时间较长。胎膜绒毛发生炎症，也极易导致胎儿窘迫。胎膜早破还可增加新生儿感染的机会。

破膜时间越长胎儿感染的机会越多，出生后最常见的感染为肺炎；再次，胎膜早破可导致体重低，这可能与营养不良、代谢缺陷导致铜不足有关。由此可见，铜对孕妇来说是至关重要的。

人体内的铜通常以摄入为主。含铜量高的食物有肝、豆类、海产类、贝壳类水产品、蔬菜、水果等。若孕妇不偏食，多吃上述食物是不会发生缺铜症的，也就可以减少发生胎膜早破的机会。

30 孕期为什么要补钙？应如何补？

钙质在保证胎儿骨骼及牙齿的健康发育上是很重要的。怀孕以后，孕妇的身体对钙的需要量比以前增加1倍以上。胎儿在母亲整个孕期需从母体摄取30克钙，自妊娠30周起，所需钙量急剧增加。因此孕妇须注意补充足量钙元素，每天至少需补钙7.2毫克以上，同时需多摄取富含维生素D的食物，以协助钙的吸收。

如果缺钙，孕妇的血钙浓度会降低，就会出现小腿肌肉痉挛、抽搐等症状，严重缺乏时，还会引起骨质疏松症和骨质软化症。特别到了怀孕后期，会导致新生儿先天性佝偻病和缺钙性抽搐。

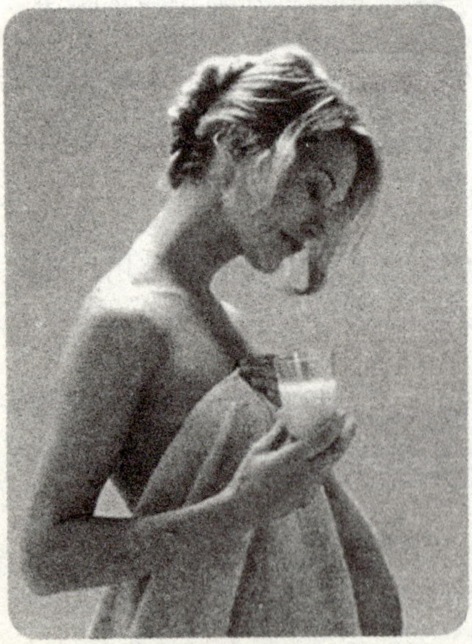

孕期补钙除了钙制剂外，主要依靠食补。富含钙及富含维生素D的食物有虾皮、牡蛎、淡菜、牛奶、沙丁鱼、鲑鱼、海带、泥鳅、豆制品、芫荽、荠菜、花椰菜、芝麻酱、莲子、甜杏仁及鱼肝、蛋黄、香菇等。必要时可补充钙制品。同时要增加户外活动如散步、多晒太阳，以增加体内维生素D，帮助钙的吸收。实践表明，孕期补钙不仅有助于胎儿骨骼正常发育，而且还可降低妊娠高血压综合征的发病率及减少产后出血量。

31 孕期为什么要补碘？应如何补？

碘是人体不可少的微量元素，是合成甲状腺素的主要成分，甲状腺素是促进大脑生长与发育的重要原料。孕妇缺碘，最严重的危害是使胎儿先天智力低下甚至白痴。即使后天补碘，其智力也终生难以得到改善。

缺碘的胎儿出生后主要表现为：智力低下、个矮、下身短于上身、面部表情淡漠、呈傻笑痴呆面容、步态摇摆似鸭子步，并伴有听力及语言障碍。上述症状医学上称为克汀病。

孕妇是补碘的重点对象，但要注意补碘适量，尤其在孕早期，补过量也可造成不良后果。一般每天200微克(150～300微克)比较合适。现在我国政府已在食盐中加碘，这就给孕妇补碘提供了方便，但碘盐中的碘易挥发、怕高温，装碘的容器应加盖密闭，炒完菜后再加盐。

有水肿、高血压的孕妇，应该减少盐的摄入，这一部分人可多食海带、虾皮等

含碘丰富的食品。如果额外补充碘制品，最好先到医院化验尿碘水平，根据情况决定是否需要补充。

32 孕期“健脑食品”有哪些?

根据有关研究，对大脑生长发育有重要作用的物质主要有以下8种：脂肪、钙、维生素C、糖、蛋白质、B族维生素、维生素A、维生素E。所以，富含这8种物质的食物都可算作是健脑食物。其中最突出的是这样一些食品：

(1)核桃。它富含不饱和脂肪酸，这种物质能使脑的结构物质完善，从而使人具有良好的脑力。所以人们都把它作为健脑食品的首选。

(2)动物内脏。动物内脏不但营养丰富，其健脑作用也大大优于动物肉质本身。因为动物内脏比肉质含有更多的不饱和脂肪酸。

(3)红糖。红糖中所含的钙是糖类中最高的，同时它还含有少量的B族维生素，这些对大脑的发育很有利。

还有一些食物如豆芽、鱼虾类、海藻类、蜂蜜、豆类等，也是非常好的健脑食品

常吃可以健脑的食物，可以让你更聪明。这些食物主要有：鱼头、猪肝、猪脑、瘦猪肉、牛肉、鸡肉、鸭肉、骨髓、海参等等。

33 孕妇忌食的食物有哪些？

孕妇的饮食营养问题不但关系到孕妇本身的生理需要，而且还关系着胎儿的发育。除增强必要的营养物质之外，孕妇还应禁忌：

- 忌过量食用咸味食物，禁食咸鱼。
- 忌过量食辣椒、生葱、姜、芥末、咖喱、麻辣食品。
- 忌食大量香精和色素食品。
- 忌食受重金属污染的粮食、蔬菜和水果，以防胎儿畸形。
- 忌食有毒农药污染的食物。有毒农药对孕妇及胎儿可以致癌、致畸、致突变，有损胎儿的大脑发育。

34 食物过敏有哪些危害？如何防止食物过敏？

孕妇食用过敏性食物会造成流产、早产、畸形等，即便按期生育，也可致婴儿患多种疾病。

孕妇应如何预防食用过敏食物呢？注意以下5个方面：

(1)以往吃某些食物发生变态反应现象，在怀孕期间应注意禁止食用。

(2)不要食用过去从未吃过的食物或霉变食物。

(3)在食用某些食物后如发生全身发痒、出荨麻疹，或心慌、气喘，或腹痛、腹泻等现象时，应考虑到食物过敏，立即停止食用这些食物。

(4)不吃或慎吃过敏性食物，如海产鱼、虾、蟹、贝壳类食物及辛辣刺激性食物。对海产食物可先少量吃，看是否有变态反应再决定以后是否食用。

(5)食用异性蛋白类食物，如动物肉、肝、肾、蛋类，奶类应烧熟煮透，以减少过敏。

35 孕期宜服营养滋补品吗？

有些孕妇，觉得只靠单纯的食物不能满足自己和胎儿的营养需求，生怕自己供给不足，宝宝长得不壮，所以在每日三餐以外，还吃一些营养滋补品，如人参蜂王浆、洋参丸、参茸丸、鱼肝油丸等，以为只有吃了这些滋补药，才能生一个健康聪明的宝宝。其实不然，孕妇如果经常服用这些药，反而不利于胎儿的正常生长发育。

主要是因为：任何药物都有一定的不良反应，即使是滋补性药品，也会对人体产生不良影响；另外，药物通过胎盘也可进入胎儿的血液循环中，直接影响胎儿的生长发育。

长期大量服用人参蜂王浆等，可引起中毒或其他不良后果。服用过多鱼肝油丸，可引起维生素A、维生素D中毒，导致胎儿发育不良，甚至畸形。

一些厂家夸大滋补药的作用，其实像人参蜂王浆，由于营养成分含量很少，不会产生什么显著作用，没有多大的滋补效能，仅仅满足人们的一种心理，以为东西越贵越有价值。与其花费很多钱，又真正得到的不多，还不如以食补为主。

三、孕期常见病症与用药

36 孕期用药有哪些注意事项?

孕期用药是件大事。只要掌握以下10项原则，面对多变的情况也不会出差错。

●**让医生知情**　有受孕可能的妇女用药时，需注意月经是否过期;孕妇看病就诊时，应告诉医生自己已怀孕和妊娠时间，而任何一位医生在对育龄妇女问病时都应询问末次月经及受孕情况。

●**用药目的明确**　用药有明确的指征和适应证，既不能病情不明滥用，也不能有病不用。有病不用，疾病同样会影响胎儿。

●**保守原则**　能少用的决不多用，可用可不用尽量不用。尤其是在妊娠的头3个月，能不用就不用，能暂时停用就暂停使用。

●**选优原则**　当两种以上的药物有相同或相似的疗效时，就考虑选用对胎儿危害较小的药物。

●**避免未知风险**　能单独用药就避免联合用药，能用结论比较肯定的药物就不用比较新的药。试验性用药，包括妊娠试验用药，就更要谨慎。口服药有效的尽量少打针。

●**权衡已知风险**　已肯定的致畸药物应禁止使用。但如果孕妇病情危重，则慎重权衡利弊和风险后，方可考虑使用。

●**时间及剂量控制**　用药必须注意孕周，严格掌握剂量、持续时间。尽量缩短用药疗程，病情控制后及时停药。

● **切忌自选自用** 切忌自选自用药物，或听信偏方、秘方，以防发生意外。自己用药一定在医生的指导下使用已证明对胚胎与胎儿无害的药物。

● **遵循用药说明** 服用药物，注意包装上的“孕妇慎用、忌用、禁用”字样。

● **考虑终止妊娠** 孕妇误服致畸或可能致畸的药物后，应找医师根据自已的妊娠时间、用药量及用药时间长短，结合自己的年龄及胎次等问题综合考虑是否要终止妊娠。

37 哪些西药孕妇禁用？

孕妇如果用药不当，不仅对自己有害，还可能引起胎儿畸形。据调查，约有92%的孕妇在妊娠期或多或少用过药，其中65%是未经医生处方而自行服药的。对这些无处方用药，医务人员无法控制，孕妇自己也不知其害，可谓受害不知害，很难避免有害作用的发生。因此，孕妇用药应慎重，要从母子双方安全考虑，在妊娠期应忌用下列药物：

抗癌药物：甲氨蝶呤、6-巯基嘌呤、氟尿嘧啶、阿糖胞嘧啶、白消安、环磷酰胺等，这些药物在妊娠早期应用，可使胎儿发生无脑儿、脑积水、脑脊膜膨出、兔唇、腭裂、四肢发育异常等畸形。如果几种抗癌药物合用，致畸作用更强。即使胎儿幸存，出生后往往智力低下。

激素类药：可的松、强的松、睾丸酮、雌激素、乙烯雌酚等，这些药物可以引起早产、死产、无脑畸形、女胎男性化、女性假阴阳人、男胎女性化、脑积水、内脏畸形、脑脊膜膨出等危害。

以上两类药物可使胎儿畸形，孕妇禁忌使用。下面6种药物可能使胎儿畸形，也不宜服用。分别为：抗癫痫药、抗甲状腺药、降血糖药、维生素类药、镇静安定药、口服避孕药。可能对胎儿有害的药物有：抗生素类药物、退热止痛类药、水杨酸盐类药物等。

38 哪些中成药孕妇禁用？

孕期滥用西药会对胎儿和母体都产生不利，同样孕期也有很多的中成药也是孕妇不能滥用的，下面我们介绍一些常见的孕妇忌用或慎用的中成药。

忌用的中成药：牛黄解毒丸、大活络丹、至宝丹、六神丸、小活络丹、跌打丸、舒筋活络丹、苏合香丸、牛黄清心丸、紫雪丹、黑锡丹、开胸顺气丸、复方当归注射液、风湿跌打酒、十滴水、小金丹、玉真散、失笑散等。这些中成药对孕妇均有明显伤害，必须禁用。

慎用的中成药有：藿香正气丸、防风通圣丸、上清丸、蛇胆陈皮末等。

39 孕妇发生感冒应如何治疗？

孕妇发生感冒后的治疗要加倍注意，因为这会影响到胎儿的生长发育。

- 轻度感冒，仅有喷嚏、流涕及轻度咳嗽，则不一定用什么药。或只用克感敏、维生素C即可，但是要注意休息，多喝些开水。必要时也可用感冒冲剂和感胃宁等中成药，一般能很快自愈。

- 出现高热、剧咳等情况时，则应去医院诊治。退热可用湿毛巾冷敷，或用40%乙醇（酒精）擦颈部及两侧腋窝，也可用柴胡注射液。此种情况更要注意多饮水和卧床休息。

●高热时间持续长，连续39℃超过3天以上的，病后应到医院做产前诊断，了解胎儿是否受影响。

●感冒合并细菌感染，应加用抗生素治疗。

最重要的是，孕妇应注意日常卫生，杜绝感冒的发生，保证胎儿健全生长。

40 孕妇如何预防瘙痒症的发生？

孕妇发生瘙痒症对母子都有危害，所以，孕妇应尽量减少此病的发生。如果一旦发生，就要控制在轻度，并尽快医治好，以便减少对胎儿的危害。

当孕妇初发生瘙痒时，不要用热水、肥皂水擦洗，要少吃辣椒、韭菜、大蒜等刺激性食物，尽量少搔抓，避免热水、肥皂、刺激性食物以及搔抓的刺激而加剧瘙痒。多吃些新鲜蔬菜和水果，增加维生素，有利于血液流通，减少肝脏胆汁的淤积。多吃菜、水果可使大便通畅，有利于代谢，可控制瘙痒的发展。

孕妇发生瘙痒后，不可擅自乱用药，谨防发生胎儿畸形或药物性皮炎的发生。轻度瘙痒可外用地塞米松霜，严重的宜用消胆安治疗，以降低血中胆酸浓度，缓解瘙痒，也可用较安全的抗组胺类药物。

采取以上措施后，可大大减轻瘙痒症对胎儿的危害。

41 孕妇不可忽视的疼痛有哪些？

●头痛　孕妇怀孕早期有头昏、轻度头痛，是较常见的妊娠反应。倘若在妊娠后5个月，突然出现头痛，要警惕子痫的先兆，特别是血压升高和浮肿严重的孕妇尤应注意，应及早就医诊断。

●胸痛　孕期胸痛时有发生，好发于肋骨之间，犹如神经痛。此种情况可能是怀孕引起不同程度的缺钙，或是由于膈肌抬高所致。可适当补充一些含钙食物，或服用少量镇静剂。

●腰背痛　随着怀孕时间的增加，不少孕妇常感到腰背痛。这是调节身体平衡，孕妇过分挺胸而引起的脊柱痛。一般在晚上及站立时间过久时疼痛加剧。孕妇可适当减少直立体位、经常变换体位和适当活动等方式，可改善疼痛。

●骨盆区痛　骨盆在妊娠末期，随着子宫的长大，其关节韧带处于被压迫牵拉状态，常会引起疼痛，稍用力或行走时疼痛加重。此类疼痛无须治疗，休息后可减轻。

●腿痛　孕妇腿痛的常见原因是腿部肌肉内痉挛而引起的，往往是孕妇缺钙或维生素D所致，可服用钙片或维生素D药品及含钙和维生素D较高的食品，即可好转。

●臂痛　妊娠晚期，当孕妇把胳膊抬高时，往往感到一种异样的手臂疼痛，或有蚂蚁在手臂上缓慢爬行感。这种情况是因怀孕压迫脊柱神经的缘故。孕妇平时应避免做牵拉肩膀的运动和劳动，可减少疼痛，分娩后会恢复正常。

42 怎样应对孕妇下肢水肿?

妊娠中、晚期，由于妊娠子宫压迫盆腔静脉、站立位工作、腹内压力的增加，都会影响下肢静脉回流，从而导致下肢水肿。但是，营养不良性低蛋白血症、贫血和妊娠中毒症也是孕妇水肿的常见原因。下肢水肿的应对措施：

●指导孕妇增加卧床休息时间，坐立时最好抬高腿部，要避免过久站立；同时要避免穿环形紧口袜带。

●当孕妇出现下肢甚至全身浮肿等较严重的水肿时，如同时伴有心悸、气短、四肢无力、尿少等不适症状时，要及时看医生。

●要加强饮食调理。饮食要清淡少盐，尤其不能吃咸菜。每天要保证食入畜、禽、肉、鱼、虾、蛋、奶等动物类食物及豆类食物，保证足够的蛋白质；保证摄入足量的蔬菜和水果。水肿较严重的孕妇应适当控制水分的摄入。

●少吃或不吃不易消化和容易产气的食物（如洋葱、白薯、土豆等），以避免引起腹胀，导致血液回流不畅而加重水肿。

43 孕期贫血有哪些症状？怎样预防和治疗？

准妈妈贫血症状：

①经常感觉疲劳，即使活动不多也会感觉浑身乏力。②偶尔会感觉头晕。③脸色苍白。④指甲变薄，而且容易折断。⑤呼吸困难。⑥心悸。⑦胸口疼痛。

贫血的预防比治疗更重要，准妈妈要在日常生活中做好以下几点：

●多吃含铁食物　经常吃一些动物的内脏，如肝、心等，还有红色的瘦肉如牛、猪、兔肉等，动物的血，这些食物的含铁量高，而且主要成分是血红素铁(或肌红素铁)，与人体中的成分接近，因而最易吸收。吃这些食物比吃抗贫血药更好，因为大多数抗贫血药都会使孕妇产生恶心、呕吐、胃痛等胃肠道副作用。

●多吃有助于铁吸收的食物　水果和蔬菜不仅能够补铁，所含的维生素C还可以促进铁在肠道的吸收。因此，在吃富铁食物的同时，最好一同多吃一些水果和蔬菜(尤其是深色蔬菜)。

●做菜多用铁炊具烹调　做菜时尽量使用铁锅、铁铲，这些传统的炊具在烹制食物时会产生一些小碎铁屑溶解于食物中，形成可溶性铁盐，容易让肠道吸收铁。

●多吃含叶酸食物　从孕前3个月开始服用叶酸增补剂，直到怀孕后3个月为止。饮食上注意进食富叶酸食物，如肝脏、肾脏、绿叶蔬菜及鱼、蛋、谷、豆制品、坚果等。并且，在做菜时注意不要温度过高，也不宜烹调时间太久。

●按时去做产前体检　做好每一次产前检查，至少要在妊娠的中期和后期检查两次血色素，多次反复化验血能够及早发现贫血，采取相应措施纠正贫血。

准妈妈一旦出现缺铁性贫血，就一定要在医生的指导下接受铁剂的治疗，口服或肌注。若贫血严重者且已临产，必要时还应输血治疗。

44 什么是妊娠高血压疾病？应如何防治？

妊娠高血压疾病,是一种常见妊娠并发症,发病率在10%左右。

多发于妊娠20周以后，临床表现有血压升高、蛋白质、水肿、严重时出现抽搐、昏迷、心肾功能衰歇，威胁母儿生命。妊娠终止后，多数病情可以迅速好转和恢复。我国将妊娠高血压疾病分为轻度、中度、重度，重度包括先兆子痫和子痫。

患有妊娠高血压疾病的孕妇在饮食上应注意以下问题：

●控制食盐的摄入量，每天限制2～4克以内，酱油不宜超过10毫升；同时要避免含盐量高的食物，如咸菜、腌肉、咸蛋等。

●少吃高热量食物，如糖果、蛋糕、甜饮料、油炸食品等。

●增加蛋白质摄入量，多吃禽类、鱼类、蛋类、豆类及豆制品。但肾脏功能异常的准妈妈要控制蛋白质的摄入，以免加重肾脏负担。

●摄入足量钙质，每天喝牛奶，多吃大豆及海产品，孕晚期加强补充钙剂。

●每天摄入新鲜蔬菜水果500克以上，并注意种类搭配。

四、孕期运动

45 孕期做运动有哪些作用？

美国妇产科协会(AOCG)推荐，孕妇如果没有健康问题或妊娠合并症，应当每天运动30分钟或更长一些。运动能够帮助心脏、骨骼和大脑保持健康。保持运动对于孕妈妈还有其他额外的好处。

●运动可以阻止和减轻疼痛和孕期的痛苦，包括：便秘、静脉曲张、背痛和疲惫；

●运动能帮助孕妈妈们更快的恢复分娩中的身体损伤；

●运动能够降低在孕期罹患高血压和糖尿病的风险；

●运动帮助孕妈妈们更快的恢复产后体型；

●规律的运动还能改善睡眠；

●保持运动能保护您的情绪的健康。经常运动的孕妇有更好的自尊，产生消沉和焦虑的风险更低。

46 孕期运动应该遵循什么原则？

为确保安全健康，孕期运动遵循应下面的原则：

●运动时，慢慢开始，缓和的进行，最后慢慢平静而结束；

●孕早期不要做背部的锻炼。这样做会让给胎儿供血的血管承受过大的压力，影响对胎儿的供血；

●避免极度牵拉的、跳跃的、过高冲击力的运动。怀孕期间关节组织松弛，这些运动极易导致关节损伤；

●确保运动前，运动中和运动后喝大量的水；

●不要在非常炎热和潮湿的环境中运动；

●如果感到不舒服，气短和疲劳，休息一下，感觉好转再继续。

47 孕期运动有哪些注意事项？

在运动时，脉搏不要超过140次／分，体温不要超过38℃，时间以30～40分钟为宜。运动开始时要根据自己感觉的舒适程度及时调整，找到适合自己孕期一系列的运动组合。

如果，在运动过程中出现头晕、气短；宫缩频率增加；某个部位疼痛；阴道突然有血丝或大量流血，要立即停止运动，向专家咨询情况是否正常，是否适合再继续做运动。

但是，像跳跃、扭曲、快速旋转、收腹或扭腰运动都不能进行，骑车更应当避免，以免引起流产。

日常的家务如擦桌子、扫地、洗衣服、买菜、做饭都可以，但如果反应严重，呕吐频繁，就要适当减少家务劳动。

做运动还要注意以下几点：

●孕期运动时，要注意衣服样式应宽松，穿合脚的平底鞋。

●注意保暖，避免着凉。运动后宜采用沐浴冲澡的方式。

●患有心脏病、肾脏泌尿系统的疾病、曾经有过流产史、患有妊娠高血压，则不适于运动。

●孕期运动应注意选择好运动的地点和时间。如条件许可，尽可能到花草茂盛、绿树成荫的地方，这些地方空气清新、氧气浓度高，尘土和噪音都较少，对母体和胎儿的身心健康大有裨益。

48 适宜准妈妈的几种运动？

适度的运动如户外散步、轻松的家务事，均以不过分疲劳为原则；不攀高举重物，不做激烈的运动，怀孕末期不作长途旅行，这是三个很重要的准则。

●爬楼梯：有的准妈妈会选择爬楼梯的方式来锻炼自己，这种办法据说对于自然分娩的妈咪很有效果，它的科学依据可能就是适量运动的原理。只要身体不觉得疲倦，这样的运动是很不错的。

●游泳：喜欢游泳的准妈妈也可以保持这个习惯，不过要注意选择卫生的泳池；在拥挤的时候不要下池游泳；游泳完毕后一定要注意保暖不要感冒了；还有就是游泳的时间比平时要少一些。

●骑自行车：对于许多准妈妈来说不仅是锻炼更是代步的常用方式，在孕期骑自行车本身是没有什么危险的，但如果你要经过交通混乱的路段就万万不可了，尤其是在怀孕四、五个月以后，身体越来越沉重，反应力和身体的灵敏度也会有所下降，如果碰到突发情况，不幸跌倒的话，容易产生危险。尤其到了围产期，最好还是减少或停止以车代步。

●散步：每天散步30分钟到1小时，对于准妈妈来说是一项值得推荐的运动，最好选择清晨或黄昏的时间，在晨起或晚饭后去花园、绿地或其他空气清新、环境幽静的地方走一走，条件许可的话最好能有人陪伴。如果到了围产期，一定要有人陪伴或随身带好通讯工具，遇上突发情况可以在第一时间得到帮助。

很多孕妈妈喜欢在马路上散步，但机动车辆密集的地方，要注意汽车尾气中含有大量的一氧化碳、铅、氮和硫的氧化物。尾气中的铅被吸收到孕妈妈血液后，可以通过胎盘屏障进入胎儿体内，影响大脑的发育。另外，在距离地面3～5米的空气中，还有肉眼看不到的粉尘颗粒，里面含有有毒的元素及物质，会影响造血和泌尿功能。

●瑜伽：孕妇瑜伽和普通的瑜伽是不同的，比较舒缓，只是用来让你锻炼一下。孕妇练习瑜伽可以增强体力和肌肉张力，增强身体的平衡感，提高整个肌肉组织的柔韧度和灵活度，瑜伽还有益于改善睡眠，消除失眠，让人感到健康舒适。

但如果你准备练习瑜伽，不管以前是否练习过瑜伽，还是第一次练习，你都应该先咨询医生或助产士，在得到医生或者助产士的允许，并且在有教授孕妇练习方面经验丰富的合格瑜伽教练的指导下进行才是比较安全的。

●按摩：按摩是帮助你缓解疼痛和肌肉僵直的好方法，按摩有助于你放松、也可以使你兴奋，这取决于你想要哪一种按摩方法。按摩可让你感受良好，将紧张驱散。怀孕期间经常按摩还有助于改善血液循环，减少疲劳的感受。

按摩时注意安全：按摩对孕妇是安全的，特别是使用轻柔按摩手法的时候。但是，不要在腹部做强力按摩和推拿。为安全起见，你的按摩治疗师一定要有为孕妇按摩的资格。按摩往往会使用香精油，怀孕期间对香精油一定要谨慎，尽量远离。

五、科学胎教

49 什么是胎教？什么是直接胎教和间接胎教？

(1)胎教是调节孕期母体的内外环境，促进胚胎发育，改善胎儿素质的科学方法。

胎教一方面指孕妇自我调控身心的健康与欢愉，为胎儿提供良好的生存环境；另一方面指给生长到一定时期的胎儿以合适的刺激，通过这些刺激，促进胎儿的生长。

(2)直接胎教也称狭义胎教，就是直接产生效果的胎教，即直接针对胎儿的教育，指用音乐语言等直接刺激胎儿，以促使胎儿在音乐、语言及身心各方面得到更好的发展。例如，在胎儿听力发育的关键时期，通过经常给胎儿听优美的音乐，来提高胎儿的音乐反应能力、接受能力和辨别能力，在胎儿有语言感受能力的时候，给他读优美的散文诗歌等情调性美文，来提高胎儿的语言感受能力。直接效果胎教的要点是增加对胎儿的智力、情感方面的良性刺激。

目前中外有不少专家在进行直接效果胎教的研究。它主要包括音乐胎教、光照胎教、抚摸胎教、语言胎教、夫妻共同做的胎教等方法，目的是给胎儿提供积极的刺激，尽可能消除不经意的消极刺激。

(3)间接胎教也称广义胎教，也就是从广义上理解的“胎教”一词的意义，指的是关注给胎儿提供更好的内部和外部环境。胎儿成长必须有好的内部和外部环境，既然胎儿是在母亲腹腔中成长的，他与母亲的肌体健康、心理状况、感情，以及生活方式、生活环境就会有必然的联系，所以胎教就有了广义上的内容，也就是环境胎教、情绪胎教、智力胎教、品格胎教，以及源自中国古代的气血胎教，所有这些胎教方法关注点不是教育胎儿本身，而是教育与胎儿有着千丝万缕联系的母亲，包括母亲自身的调理和修养，通过这一点，来影响胎儿的身体、感情、智力和性格。

所以关注广义上的胎儿教育，对整体提高胎儿素质、培养胎儿良好的先天禀赋、性格，无疑会是很有意义的。

50 孕妈妈应营造一个怎样的胎教环境？

胎教应该从受孕前开始。在优良的条件下受孕是胎教的起点，所以，父母应保持良好的健康状态，并选择最佳受孕年龄与受孕时机。此外，父母双方应在孕前及孕期保持良好的精神状态和营养水平，保证没有先天遗传的缺陷和使胎儿发生畸形的危险。

胎教最重要的条件之一是使胎儿生活在优良的环境中，即“优境养胎”。胎儿所生活的环境大概可以分为两部分：母亲的身体是胎儿生活的内环境；母亲生活的环境，包括父亲的生活环境和父亲的影响，是胎儿生活的外环境。

母亲身体健康，有丰富的营养供应，按时作息，经常进行有益的运动，不轻易用药更不乱用药，精力旺盛，情绪愉快，这对胎儿生长发育提供了有利的条件。

母亲的修养、兴趣、爱好、职业，以及母亲与父亲的融洽爱情关系，都是能影响胎儿生存的外环境。高尚的情趣、豁达的心胸、成功的事业、丰富的生活、真挚热烈的爱情，都会使胎儿的外环境稳定，胎儿虽未出世，但会感受到未来的幸福。

51 孕妈妈须知的胎教内容有哪些？

胎教的实质是以胎儿的生理发育为基础，有计划地提供视觉、听觉和触觉方面的刺激，对胎儿开展积极教育，促进其脑细胞的增殖，为其智力发育奠定基础。合理、适当地进行胎教能训练胎儿的生理和心理功能，能预先为胎儿形成强健的体魄、优良的品德、坚毅的性格打下基础。其内容包括三部分：听音乐、练“体操”、和胎儿对话。

(1)听音乐

怀孕5个月之后，胎儿对声音就相当敏感了；怀孕6～7个月，大脑沟回增多，且基本定型，这为音乐胎教奠定了基础。

胎儿对音乐十分敏感，他们喜欢轻松愉快的乐曲，这些音乐可以使胎儿烦躁的心情稳定，心率正常；相反，摇滚乐和噪声使胎儿焦虑不安，心跳加快。

进行音乐胎教时，将录音机的耳麦放在孕妇的腹部，每天播放音乐数次，每次15～30分钟。在音乐胎教中长大的胎儿大都聪明伶俐。

(2)练“体操”

练“体操”能帮助胎儿锻炼身体，其具体做法是由父亲和母亲用手轻轻触摸胎儿。每次可以触摸20分钟左右，最好在晚上睡前进行。

(3)和胎儿对话

和胎儿对话是沟通父母与胎儿之间感情的有利桥梁，它可以与触摸胎儿同时进行。父母一边摸胎儿，一面轻声和胎儿“交谈”，这样胎儿可以熟悉自己的父母。

(4)抚摩胎儿

胎儿的触觉发育较早，研究发现2个月的胎儿即可对细、尖的刺激产生反应活动。

适当的皮肤刺激可以促进胎儿的成长。孕妇本人或者丈夫用手在孕妇的腹壁轻轻地抚摩胎儿，以引起胎儿触觉上的刺激，从而达到促进胎儿感觉神经及大脑发育的目的。

52 怎样科学地实施胎教？

实施胎教时，为使胎儿真正受益，孕妇必须掌握胎教的正确方法，在实施胎教的过程中，严格按胎教的方法进行，不可自以为是。

父母想把孩子培养得更出色一些，这种心情是可以理解的，但任何事情都有个度，进行胎教时，不能过于心切。有时期望值过高，反而收不到良好的效果。

例如，进行语言胎教时，长时间将耳机放在腹部，会造成胎儿烦躁。胎儿生下来以后，变得十分神经质，以致对语言有一种反感和敌视态度。听音乐时，也不能没完没了地听。若连孕妇本人都感到疲惫不堪，胎儿的感觉也绝对不会好。

另外，实施胎教也不能“三天打鱼，两天晒网”。有时热情很高便频繁进行，有时却隔很长时间，这难以和胎儿建立起联系，长久地、有规律地进行，才能使胎儿领会到其中的含义，并积极地响应。孕妇的生活要有规律，这是胎教最起码的要求。

总之，实施胎教既不能操之过急，也不能“一曝十寒”。孕妇要有信心和恒心，每次胎教的内容须按一定规律进行，按科学规律办事，才能使胎教获得成功。

53 怎样进行胎教音乐？如何选择乐曲?

据观察，孕妈妈在不同的妊娠时期有不同的生理与心理需要，所以应选择适合的胎教音乐来提高胎教效果。

受孕早期宜听轻松愉快、诙谐有趣、优美动听的音乐，力求将孕妈妈的忧郁和疲乏消除在音乐之中。可以选听《春江花月夜》《假日的海滩》《锦上添花》《矫健的步伐》等曲子。特别值得一提的是《春江花月夜》，这支和谐、优美、明朗、愉快的乐曲使人仿佛置身于春光明媚、鸟语花香的大自然中，构成了诱人探寻追求的艺术境界。

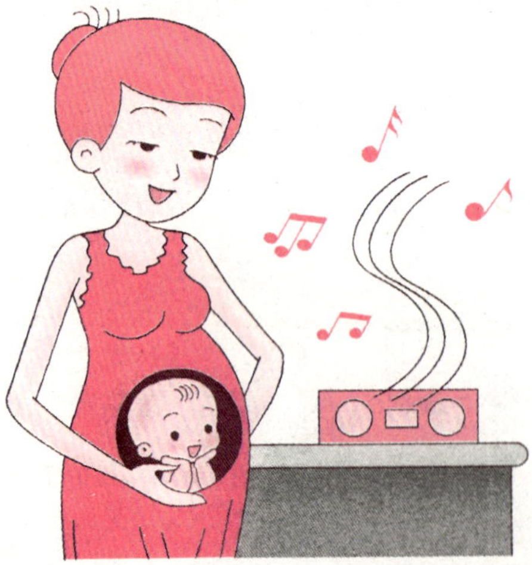

受孕中期，孕妈妈开始感觉到胎动了，胎儿也已开始有了听觉，这时的胎教音乐从内容上可以更丰富一些。通过音乐的欣赏，不仅陶冶了孕妈妈的情操，调节了孕妈妈的情绪，同时对胎宝宝也将产生潜移默化的影响。由于这时孕妈妈的身子还不是太笨，尚能从事各种家务，完全可以边干家务边听音乐。

怀孕中期除了可继续听孕早期听的乐曲外，还可以再增添些乐曲，如柴科夫斯基的《B小调第一钢琴协奏曲》及《喜洋洋》《春天来了》等乐曲。

孕晚期，孕妈妈很快就要分娩了，心理上难免有些紧张，况且这时胎儿发育逐渐成熟，体重已达3000～4000克，会使孕妈妈感到笨重。这时应选择既柔和而又充满希望的乐曲。如《梦幻曲》《让世界充满爱》《我将来到人间》，以及奥地利作曲家海顿的乐曲《水上音乐》等。

54 怎样进行抚摸胎教？

抚摸胎教应在怀孕24周后进行。一般每天可进行3次，每次约5分钟，起床后和睡觉前是进行抚摸胎教的好时机，应避免在饱食后进行。进行抚摸前，准妈妈先排空小便，平卧床上，下肢膝关节向腹部弯曲，双足平放于床上，全身放松，此时准妈妈腹部柔软，利于触摸。抚摸可由妈妈进行，也可爸爸进行，也可轮流进行。先用手在腹部轻轻抚摸片刻，再用手指在胎儿的体部轻压一下，可交替进行。有的胎儿在刚开始进行抚摸或按压时就会作出反应。随着孕周的增加，胎儿的反应会越来越明显。当胎儿对刺激感到不舒服时会不耐烦地踢蹬，习惯指压后，胎儿会主动迎上来。

孕28周以后，轻轻的触摸配合轻轻的指压可区别出胎儿圆而硬的头部、平坦的背部、圆而软的臀部以及不规则且经常移动的四肢。当轻拍胎儿背部时胎儿有时会翻身，手足转动，此时可以用手轻轻抚摸以安抚之。在用手触摸胎儿的时候，别忘了同时还应轻轻地、充满柔情地对胎儿说话，让胎儿更强烈地感受到父母的爱意。父母也可以在触摸胎儿的时候谈谈心，交流交流感情，憧憬一下宝宝出生后美好的生活，营造出温馨、亲密的气氛，这样有利于加深一家三口间的感情。

55 什么是情绪胎教？情绪胎教为什么很重要？

情绪胎教是通过对孕妈妈的情绪进行调节，使之忘掉烦恼和忧虑，创造清新的氛围及和谐的心境，通过孕妈妈的神经递质作用，促使胎儿的大脑得以良好发育。

孕妈妈的情绪能对胎儿产生直接影响，孕早期孕妈妈长时间处于紧张、恐惧不安等环境中，会导致胎儿发生腭裂或形成流产；孕中、晚期孕妈妈长时间处于不良环境中会导致早产及未成熟儿，巨大的恐惧还可以导致死胎，或足月胎儿体重过低。临产孕妈妈过度不安，会导致肾上腺素分泌增加，可能发生滞产或产后大出血、难产率增高，所以孕期孕妈妈的情绪、修养、仪表、心态，为情绪胎教的主要内容，仅次于营养胎教。决定着胎儿的身心健康。

情绪胎教的重要意义是，保障孕期母子心理健康，决定母子关系和谐与否，以及孩子后天的心理素质及心理健康。情绪胎教突出的特点是以母亲修养品位的不断提高，由女人向母亲角色转变过程中的内心品质提升，达到母仪胎儿的目的。其对胎儿的情绪、性格、健康、心理起着至关重要的作用。在我国历来都提倡母仪天下的美德，讲的正是母亲的行为决定着孩子的未来。

同时，父亲的责任是情绪胎教的关键因素，父爱像阳光雨露，滋润着孕期的母子，母亲就像是大地提供足够的养分，家人的关心和体贴就像遮风挡雨的大伞。没有了阳光雨露的滋润，缺乏了爱的呵护，胎儿的心灵将是孤独、寂寞、痛苦的。

56 什么是光照胎教？怎样进行光照胎教？

光照胎教法是指通过光源对胎儿进行刺激。以训练胎儿视觉功能的胎教法。

尽管胎儿在妊娠25周前和32周后，从不愿睁开眼睛，总是把小眼睛紧紧地闭着，好像是因为看不到任何东西。其实，胎儿的视觉在怀孕13周已经形成了，虽然胎儿不愿去看东西，但对光却很敏感。

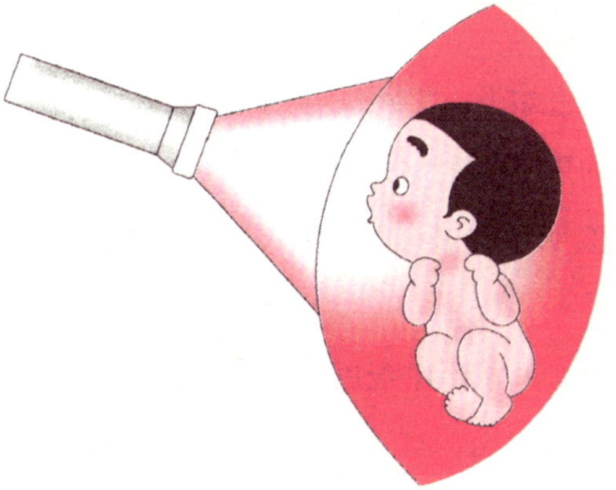

用胎儿镜观察可发现，妊娠4个月时胎儿对光就有反应。当胎儿入睡或有体位改变时，胎儿的眼睛也在活动。怀孕后期．如果将光射进子宫内或用强光多次在母亲腹部照射，可发现胎儿眼球活动次数增加，胎儿会安静下来。用B超检查仪还可观察发现，用手电筒一闪一灭地照射孕妇的腹部，胎儿的心率就会出现剧烈变化。因此，光照胎教法正是基于胎儿具有视觉而实施的。

一般来说，胎儿在妊娠8个月时才尝试睁开眼睛。这时他能看到的是母体内一片红色的光芒，橘黄的阴影下母亲体浆在运动。所以，光照胎教最好从孕24周开始实施，早期可适度刺激。孕妇每天可定时在胎儿觉醒时用手电筒(弱光)作为光源，照在自己腹部胎头的方向，每次5分钟左右，为了让胎儿适应光的变化，结束前可连续关闭、开启手电筒数次，以利胎儿的视觉健康发育。光照胎教时要注意光源不能太强，照射时间也不宜过长。

57 什么是斯瑟蒂克胎教？怎样做这种胎教？

身为机械工人的父亲和平凡的母亲所生下的4个女儿智商都超过了160，都被列入了仅占全美5%的高智商者的行列。这一事实一时之间几乎震惊了整个美国，它意味着有某一因素能够超越遗传，对人类的智商起到决定性的作用。

根据这对夫妇的名字，她们实施的胎教办法，被称为斯瑟蒂克胎教法。斯瑟蒂克胎教法的中心思想是，只要以父母对孩子的爱为基础制订完全的怀孕计划，并积极地将其付诸实践，无论是谁都可以生下聪明伶俐的小孩。

斯瑟蒂克胎教的具体方法如下，您可以学着做。

(1)经常用悦耳、快乐的声音唱歌给胎儿听。

(2)多播放旋律优美节奏明快的音乐或歌曲，将幸福与爱的感觉传递给胎儿。

(3)随时与胎儿交谈。由早上到晚上就寝，一天里在做着什么，想着什么，都跟胎儿说。例如，早上起床，跟胎儿说早安，告诉他现在是上午，可以将当天的天气告诉胎儿。

(4)讲故事给胎儿听。自己必须先了解故事的内容，然后用丰富的想像力，把故事说给胎儿听。说故事时，声调要富感情，不要单调乏味。

(5)多出外散步，丰富见识。出外散步，无论是看到什么，如车辆、商品、行人、植物，都可以将它们变成有趣的话题，细致地描绘给胎儿听。例如路上遇见邮差，便告诉胎儿邮差穿怎样的制服，邮差帮我们传递信件等。

(6)利用形象语言。在白色的图书纸上，利用各种色彩来描绘文字或数字，加强视觉效果。教导文字时，除反复念之外，还要用手描绘字形，并牢牢记住文字的形状与颜色，而且要有形象化的解说，以A为例，可以对胎儿说，A好像是一顶高尖的帽子，然后选出一个以A为首的单词教给胎儿，如Apron，并跟胎儿说，这是妈妈在厨房烹饪时要穿的，今天这件的图案很大，此外，妈妈还有好多件。以后，妈妈会穿着它做饭给你吃。教导数学时，也要用形象的教导法，如告诉胎儿1加1等于2时，不妨说妈妈有一个苹果，如果爸爸给我一个苹果，那么，我们有两个苹果。

(7)出世后跟进。最好把胎教所用过的东西，放在婴儿的面前，如此一来，婴儿可能会慢慢回忆起以前学过的东西。

六、安全分娩

58 分娩准备工作有哪些？怎样做好准备工作？

分娩前的准备工作包括三方面：精神方面、身体方面和物质方面。充分做好这些准备工作，是保证安全分娩的必要条件。

(1)精神准备

产妇应该要有信心，在精神上和身体上做好准备，用愉快的心情来迎接宝宝的诞生，丈夫应该给孕妇充分的关怀和爱护，周围的亲戚朋友及医务人员也必须给产妇一定的支持和帮助。实践证明，思想准备越充分的产妇，难产的发生率越低。

(2)身体准备

●睡眠休息：分娩时体力消耗较大，因此分娩前必须保持充分的睡眠时间，娩前午睡对分娩也有利。

●生活安排：接近预产期的孕妇应尽量不外出和旅行，但也不要整天卧床休息，轻微的、力所能及的运动还是有好处的。

●性生活：临产前绝对禁忌性生活，免得引起胎膜早破和产时感染。

●洗澡：孕妇必须注意身体的清洁，由于产后不能马上洗澡，因此，住院之前应洗澡，以保持身体的清洁，如果是到浴室去洗澡必须有人陪伴，以防止湿热的蒸汽引起孕妇的昏厥。

●家属照顾：双职工的小家庭在妻子临产期间，丈夫尽量不要外出。实在不行，夜间需有其他人陪住，以免半夜发生不测。

(3)物质准备

●产妇的证件：医疗证(包括孕妇联系卡)、挂号证、医保卡或公费医疗证。这些东西都要放在家庭成员知道的地方。

●婴儿的用品：内衣，外套，包布，尿布，小毛巾，围嘴，垫被，小被头，婴儿香皂，肛表，扑粉等均应准备齐全。尤其出院抱婴儿的用品必须事先包好，做好记号。

●产妇入院时的用品：面盆，脚盆，牙膏，牙刷，大小毛巾，卫生棉，卫生纸，内衣，内裤等。分娩时需吃的点心、巧克力也应准备好。

59 临近分娩有哪些迹象？如何应对？

每位准妈妈都要经历产前等待的紧张时刻，当出现一些产前征兆时不要慌，这里给你一些辨别方法和应对办法。

(1)宫缩——最有力的证据

子宫收缩，开始时好像是钝性背痛，或者刺痛，向下放射到大腿。随着时间的进展，宫缩可能发生在腹部，更像剧烈的周期性疼痛。

[应对办法] 当宫缩好像已经规律时就记录其时间，如果你认为自己已临产，可打电话给医院或助产士。除非宫缩发生得极为

频繁（每5分钟1次），或者十分疼痛，否则不需要即刻去医院。第一胎产程常常持续12～14小时，在家中先等几小时会好些。在周围慢慢活动一下，若需要休息就休息一下。如果羊水未破，可以洗个温水浴松弛松弛，或吃一点点心。医生可能建议你一直等到宫缩十分强烈并且每5分钟左右就出现一次时再离家去医院。

(2)羊膜破裂——马上去医院

羊膜是环绕在胎儿周围充满液体的囊袋，在分娩期间的任何时候囊膜都会破裂，于是囊内液体可能突然大量涌出，但因为胎儿的头部已经进入骨盆腔，阻塞了它的涌出，所以更多见的是液体一滴滴地流出来。

[应对办法] 即刻打电话给医院或助产士。即使你没有任何宫缩也需要去医院，因为羊膜破裂后有感染的危险。

(3)见红——不要太着急

妊娠期内，粘稠的、带有血迹的粘液栓子会堵塞子宫颈，在分娩开始前或进入分娩早期阶段时，栓子会从阴道清除出来。

[应对办法] 以上情况可能发生在分娩开始的前几日，所以要等待，直到腹部或背部出现有规律的疼痛时再打电话给医院或助产士。

(4)辨别假象——假性宫缩

妊娠最后三个月，子宫出现间歇性收缩，医学上给它一个名称，假阵缩。这种宫缩有时变得较强烈，所以你可能误认为已进入临产。但是，真正的分娩宫缩发生得很规律，并且逐渐增强，也更加频繁，所以你应该能够加以辨别。

[应对办法] 偶然地发生几次宫缩，在后又消逝。可以照常活动，宫缩到时会再出现。

60 分娩三产程如何划分？产妇应如何配合？

分娩全过程可分为三个时期，也就是三个产程。第一产程称为宫口开全期，第二产程称为胎儿娩出期，第三产程称为胎盘娩出期。

(1)第一产程及配合

第一产程，从产妇出现间隔5～6分钟左右的规律性宫缩开始，到子宫颈口开全。初产妇的子宫颈较紧，扩张较慢，约需10～12个小时，经产妇的子宫颈较松，约需4～10个小时。

在此阶段须注意，宫口未开全，产妇用力是徒劳的，过早用力反而会使宫口肿胀、发紧，不易张开。

[产妇配合]

●思想放松，精神愉快。紧张情绪可以直接影响子宫收缩，而且会使食欲减退，引起疲劳、乏力，影响产程进展。做深慢、均匀的腹式呼吸大有好处，即每次宫缩时深吸气，同时逐渐鼓高腹部，呼气时缓缓下降，可以减少痛苦。

●注意休息，适当活动。利用宫缩间隙休息、节省体力，切忌烦躁不安消耗精力。如果胎膜未破，可以下床活动，适当的活动能促进宫缩，有利于胎头下降。

●采取最佳体位：除非是医生认为有必要，不要采取特定的体位。 只要能使你感觉减轻阵痛，就是最佳体位。

●另外乘机补充营养和水分，尽量吃些高热量的食物，如粥、牛奶、蛋糕等等，多饮汤水，以补充足够的精力来承担分娩重任。

●勤排小便。膨胀的膀胱有碍胎先露下降和子宫收缩。应在保证充分的水分摄入前提下，每2～4小时主动排尿1次。

(2)第二产程及配合

第二产程，从子宫颈口开全到胎儿娩出。初产妇约需1～2个小时，经产妇在1个小时以内，有的仅数分钟。

[产妇配合] 第二产程时间短。宫口开全后，产妇要注意随着宫缩用力。当宫缩时，两手紧握床旁把手，先吸一口气憋住，接着向下用力。宫缩间隙，要休息、放松，喝点水，吃些巧克力，准备下次用力。当胎头即将娩出时，产妇要密切配合接生人员，不要再用力下屏，避免造成会阴严重裂伤。

(3)第三产程及配合

第三产程，从胎儿娩出到胎盘娩出。约需5～15分钟，一般不超过30分钟。

胎儿生下后，胎盘及包绕胎儿的胎膜和子宫分开，随着子宫收缩而排出体外。胎盘娩出时，只需接生者稍加压即可。如超过30分钟胎盘不下，则应听从医生的安排，由医生帮助娩出胎盘。胎盘娩出意味着整个产程全部结束。

[产妇配合] 在第三产程，产妇要保持情绪平稳。分娩结束后2小时内，产妇应卧床休息，进食半流质饮食补充能量。一般产后不会马上排便，如果产妇感觉肛门坠胀，有排大便之感，要及时告诉医生，医生要排除软产道血肿的可能。如有头晕、眼花或胸闷等症状，也要及时告诉医生，以及早发现异常并给予处理。

61 如何减轻分娩过程中的疼痛?

腹痛时产妇可以通过下列动作减轻疼痛感：

- 深呼吸止痛法：安静地慢慢呼吸，一呼一吸大约6秒左右。
- 腰骶部压迫止痛法：双手握拳压迫两侧腰骶部。
- 按摩止痛法：用双手按摩两侧骶部或双手轻轻揉摩腹部。

●侧卧位止痛法：采用侧卧位，也能减轻一些不适感。

对于烦躁不安的产妇，且估计胎儿不能在4小时内出生者，可以应用安定或度冷丁止痛镇静。

62 分娩时的呼吸技巧有哪些？

(1)第一产程的呼吸法

分娩主要是靠呼吸来调节气力，因此，呼吸技巧掌握的与否，直接关系到分娩是否能顺利进行。因为分娩时产程不同，因此，医生就会要求产妇不断变换呼吸法，以适应分娩的需要，一般有以下这些呼吸技巧：

助产呼吸：上胸式

阵痛末期阵痛程度会加剧和增长，次数亦会转频繁。每次阵痛开始和结束都用全胸式呼吸，中间部分用上胸式呼吸，以便尽量放松下腹，减轻疼痛。

●半坐卧，双膝屈曲，手放于上半胸前。

●口微微张开，用口轻吸气，然后轻吹气。

●只用肺上半部像吹熄小蜡烛，不需太用力。

助产呼吸：腹式

●阵痛停止时，用腹式呼吸保持放松。

●曲起双脚仰卧，手放于上腹位置。

●用鼻吸气，感觉腹部同时胀起，然后将手放松。

●口轻轻呼气，腹部同时慢慢回复原位，手轻轻按下。

(2)第二产程的呼吸法

助产呼吸：全胸式

此时期子宫完全扩张，相当于10厘米。子宫收缩变得更加强烈，配合全胸式呼吸有助于将胎儿推出母体之外。

●半坐卧，双脚屈起，类似全胸式呼吸姿势，分开膝头用力。

●当感觉子宫收缩时，先做两次深呼吸。

●第三次吸气时，身体向前并低头，下巴贴着上胸，尽量放松面部同阴部肌肉，忍着呼吸大概10～15秒，出力向前和向下推。

助产呼吸：回气式

●回气时迅速地再大力吸气，大概要重复以上动作三次。

63 宝宝出生时必经的11个程序是什么?

啊，宝宝，终于见面了！

但是，你还不能急着去抱他(她)。此刻，助产士和医生还要执行以下11道正常程序：

1.从婴儿的嘴和鼻子吸走粘液；2.把婴儿放在你的胸部或者腹部；3.用两个夹具剪断脐带(有些医生会让你的伴侣或助产士帮助进行这一步)；4.在婴儿出生后一分钟检查婴儿的基本情况并根据专业方法评分(出生后五分钟再进行一次)；5.为婴儿洗澡或用毛巾包裹著婴儿；6.在你的婴儿和你(或你的伴侣)手腕或脚踝上系上镯子以表明母婴关系(医院婴儿多，这样就不会弄错了)；7.滴一些抗生素滴眼液在婴儿的眼睛里，以预防感染；8.为婴儿称重；9.给婴儿注射维生素K，以防止出血；10.把婴儿包裹在温暖的毛毯里，并在宝宝的头上套一个针织小棉帽；11.让你拥抱婴儿。

到此，你们终于成功了。 祝你们平安！幸福！

图书在版编目(CIP)数据

优生优育：生男生女300问 / 王艳琴主编. —北京：中医古籍出版社，2010.5

ISBN 978-7-80174-848-5

Ⅰ. ①优... Ⅱ. ①王... Ⅲ. ①优生优育－基本知识 Ⅳ. ①R169.1

中国版本图书馆CIP数据核字(2010)第068634号

优生优育：生男生女300问

主　　编：王艳琴
责任编辑：邓永标
策　　划：余旭煌
出版发行：中医古籍出版社
社　　址：北京市东直门内南小街16号（100700）
印　　刷：廊坊市三友印务装订有限公司
经　　销：全国新华书店
开　　本：710×1000　1/16
印　　张：14
字　　数：180千字
版　　次：2010年6月第1版
印　　次：2015年9月第2次印刷
标准书号：ISBN 978-7-80174-848-5
定　　价：24.80元